Dr. med. Marianne Koch

Mit Verstand altern

Dr. med. Marianne Koch

Mit Verstand altern

Wie es gelingt, geistig fit und lebendig zu bleiben

dtv

MIX
Papier | Fördert gute Waldnutzung
FSC® C083411

Gesetzt aus der Minion
Satz: Nadine Clemens, München
Druck und Bindung: CPI books GmbH, Leck
Printed in Germany · ISBN 978-3-423-28408-0

Für meine liebe Familie

Inhalt

Vorwort 11

Kapitel 1: Unsere Nerven – und wie man erfolgreich älter wird 13
Hurra, wir leben länger ◆ Rätselhafte Nervenzellen ◆ Die große Freiheit ◆ Ab morgen in Rente: und dann? ◆ Wer bin ich? ◆ Positiv denken: Das Alter ist ein spannender Abschnitt unseres Lebens

Kapitel 2: Das Wunderwerk der Nervenzellen 23
100 Milliarden Hirnzellen müssen programmiert werden ◆ Das Archiv unserer Erlebnisse ◆ Worüber plaudern unsere Gehirnzellen miteinander? ◆ So funktionieren Gedächtnis und Erinnerung ◆ Und wenn wir älter werden?

Kapitel 3: Mein Gehirn von gestern ist nicht mein Gehirn von morgen 37
Können wir das Altern der Gehirnzellen verhindern? ◆ Wann ist man alt? ◆ »Es liegt mir auf der Zunge« ◆ Bei Maus und Mensch: schlank altert besser

Kapitel 4: Training für die grauen Zellen 51

Was bedeutet »lebenslanges Lernen«? ◆ Neugierig bleiben ◆ Gift für den Geist ◆ Tagebuch schreiben, Kreuzworträtsel lösen oder Gedichte auswendig lernen? ◆ Ganz wichtig: Kontakte zu anderen Menschen

Kapitel 5: Ernährung, Bewegung und Schlaf – so bleibe ich länger jung 63

Wie eine kluge Lebensweise Geist und Körper nützt ◆ Industrienahrung: nein danke ◆ Stärkeres Übergewicht ist eine Krankheit ◆ Täglich eine halbe Stunde Bewegung ◆ Tipps für einen guten Schlaf

Kapitel 6: Kann man Schlaganfall und Demenz verhindern? 79

Gegen hohen Blutdruck, hohes Cholesterin, Diabetes ◆ Gefahr für die Blutgefäße, Gefahr für das Gehirn ◆ »Time is Brain« ◆ Was wir heute über Alzheimer wissen ◆ Über die Würde geistig behinderter Menschen

Kapitel 7: Schmerzen – und wie man sie behandelt 91

Schmerzwahrnehmung ist manchmal ein Rätsel ◆ Rückenschmerzen ◆ Kopfschmerzen ◆ Nervenschmerzen (Gürtelrose) ◆ Gelenkschmerzen ◆ Was tun bei chronischen Schmerzen?

Kapitel 8: So schütze ich Körper und Seele 111
Über die Probleme beim Älterwerden ◆ Einsamkeit: die schlimmste Alterskrankheit ◆ »Lohnt sich das denn überhaupt noch?« ◆ So beuge ich gefährlichen Krankheiten vor ◆ Impfungen bleiben wichtig ◆ Hallo, Gehirnzellen: wach bleiben!

Kapitel 9: Alt werden – ein Abenteuer 127
Das Geheimnis unserer Persönlichkeit ◆ Wie gehen wir mit Verlusten und Ängsten um? ◆ Was Empathie und Freundlichkeit vermögen ◆ Wie uns die Natur hilft ◆ Altern ist eine Kunst ◆ Nur Mut! Trau dich!

Anhang 139
Dank ◆ Anmerkungen ◆ Register

Vorwort

Unsere Aussichten, auch beim Älterwerden geistig und körperlich fit zu bleiben, haben sich in den letzten Jahrzehnten dramatisch verbessert. Altersforscher betrachten diese Phase längst nicht mehr nur unter dem Aspekt der Einschränkungen und Verluste, sondern als wertvollen Teil des ganzen Lebens. Das bedeutet, dass wir auch im Alter ein interessantes und befriedigendes Leben führen können. Allerdings gibt es diese wunderbare Chance nicht ganz umsonst. Während wir inzwischen gelernt haben, unseren Körper vor einem zu frühen Abbau zu schützen – durch gute Ernährung, viel Bewegung und die richtigen Vorsorgeuntersuchungen –, kümmern wir uns oft nicht genug um die Möglichkeiten, auch unsere geistigen Fähigkeiten bis ins höhere Alter zu bewahren.

Jeder Herzschlag, jeder Atemzug, jede Bewegung, jeder Gedanke, jedes Gefühl wird von unseren Nerven bestimmt. Von Nerven, die milliardenfach im Gehirn, aber auch in jedem kleinsten Winkel unseres Körpers tätig sind und ständig miteinander kommunizieren.

Ich bin in meinem letzten Buch (›Alt werde ich später‹) bereits kurz auf unser Gehirn und seine Leistungsfähigkeit auch beim Älterwerden eingegangen. Dieses Mal soll es in aller Ausführlichkeit und unter Einbeziehung der neuesten medizinischen Forschung und aktueller wissenschaftlicher Studien um unsere Chancen gehen, auch im Alter geistig fit und aktiv zu sein.

Wie altern Nerven? Wie altert das Gehirn? Wie gehe ich mit Schmerzen, mit Ängsten, mit dem Gefühl der Einsamkeit um? Und was kann ich tun, um nicht nur meinen Körper, sondern meinen Verstand, meine Persönlichkeit – und meine Lust am Leben – zu erhalten? Darüber werden wir in diesem Buch diskutieren.

Kapitel 1

Unsere Nerven – und wie man erfolgreich älter wird

Nerven haben ein schlechtes Image. Warum das so ist, weiß niemand. »Du nervst mich«, heißt es, wenn jemand ständig auf irgendetwas besteht oder etwas haben möchte. »Nervig« ist eine Person, die uns mit ihren Ansichten quält. »Nervosität« überfällt uns in kritischen Situationen. Oft müssen die Nerven herhalten, wenn wir uns über etwas aufregen oder ärgern.

Dabei sind Nerven ganz wunderbare, wenn auch irgendwie rätselhafte Wesen. Muskelzellen ziehen sich zusammen, immer auf die gleiche Weise, wenn der Befehl zur Aktivität kommt. Hautzellen wachsen, schützen die Körperoberfläche, sterben ab und werden durch neu nachwachsende ersetzt. Aber wieso können Nervenzellen sich Melodien merken, Gesichter von Freunden, Gedichte, den Geschmack von Weihnachtsplätzchen, ganz zu schweigen von dramatischen Episoden des Lebens – wieso?

Dass das Zusammenspiel unserer Nerven im Prinzip lebenslang funktioniert, dass wir gehen, atmen, denken und die unterschiedlichsten Gefühle empfinden können, scheint an sich schon ein Wunder zu sein. Denn selbstverständlich sehen wir auch, wie es ist, wenn dieses System schwächer wird oder gar versagt. Wenn Menschen, womöglich Freunde oder Angehörige, an einer Nervenschädigung, einem Schlaganfall oder dem langsamen geistigen Erlöschen durch eine Demenz leiden. Und natürlich erleben vor allem ältere Menschen, dass das Gedächtnis manchmal langsamer arbeitet, dass plötzlich ein Name, ein Begriff »weg« ist – und erst nach einiger Zeit wieder wie selbstverständlich »zurückkommt«. Das liegt an der dann geringeren Zahl der Verbindungsmoleküle, der *Neurotransmitter,* die die Informationen zwischen den Zellen weiterleiten.

Inzwischen bestätigt uns die Wissenschaft, dass wir die Chance haben, zehn oder sogar fünfzehn Jahre länger zu leben als noch unsere Großeltern. Und zwar nicht als gebrechliche, pflegebedürftige Greise, sondern im Prinzip bei körperlicher und – hurra! – geistiger Leistungsfähigkeit. Amerikanische Politiker bewerben sich auch mit über achtzig Jahren um die Präsidentschaft; Schriftsteller veröffentlichen manchmal erst im höheren Alter ihre besten Bücher. Das bedeutet, dass auch wir dem höheren Alter nicht mit Angst und Verzagtheit entgegenblicken sollten, sondern mit der Zuversicht, einen neuen, interessanten Lebensabschnitt voller Überraschungen gestalten zu können. Ganz von selbst, sozusagen automatisch, ohne unsere Mithilfe, ohne eine gesunde Lebensweise wird das allerdings nicht immer gelingen. Wir sollten also unsere Chancen nutzen. Die Altersforschung hat – wie wir noch sehen werden – viele interessante neue Möglichkeiten herausgefunden, wie wir geistig fit bleiben, das Zusammenwirken der Milliarden von Nervenzellen unterstützen und dadurch auch unseren Körper jung erhalten können.

Zunächst: Wir sind nicht Sklaven unserer Gene. So erfreulich es ist, wenn die Eltern und womöglich auch die Großeltern, Onkel und Tanten, lange mit hellwachen Sinnen gelebt haben und auch uns dadurch ein Älterwerden ohne stärkeren geistigen Abbau vorhergesagt wird, sollten wir nicht pessimistisch sein, wenn dies auf unsere Familie nicht zutrifft. Wir haben in viel höherem Maße, als man früher dachte, die Möglichkeit, Alterungsprozesse auszugleichen, unsere Gehirnzellen zu stärken und sie wach und bei guter Laune zu halten. Gegenwärtig sind sogar die ersten offensichtlich wirksamen Mittel gegen eine drohende Alzheimer-Demenz entwickelt worden. Andere Arten von Demenz kann man ohnehin bereits beeinflussen. Darüber finden Sie mehr in Kapitel 6. Auch um andere wichtige Prozesse, die unsere Nerven betreffen, soll es in diesem Buch gehen. So zum Beispiel um die Bekämpfung chronischer Schmerzen, die Auswirkung von Stress und seelischen Problemen auf die geistige Gesundheit, aber auch um die erstaunlichen positiven Wirkungen von lebenslangem Lernen.

Also noch einmal für uns alle: Alt werden muss keine triste Aussicht sein, schon gar keine Horrorvorstellung. Blicken wir lieber voller Vertrauen auf einen interessanten neuen Lebensabschnitt.

Große Freiheit, große Angst

Stellen Sie sich vor, Sie sind gerade fünfundsechzig oder siebenundsechzig Jahre alt geworden und dürfen sich jetzt auf Ihren wohlverdienten Ruhestand freuen. Kein Aufstehen um 6 Uhr 30 mehr, keine übervollen S-Bahnen oder frustrierende Staus im Berufsverkehr, kein schlecht gelaunter Chef, der kaum »Guten Morgen« sagt, kein müdes Heimkommen, kein schlechtes Gewissen, weil man eben doch zu erledigt ist, um noch spazieren oder ins Fitnessstudio zu gehen. Aber vermutlich ist da auch ein gewisses Bedauern: keine lustigen Gespräche mit den Kolleginnen und Kollegen, kein Gefühl der eigenen Wichtigkeit mehr – denn schließlich hat man ja interessante Dinge gemacht, die allerdings jetzt andere übernehmen … So kommt es, dass sich nach den ersten Wochen der Erleichterung und des Gefühls von Freiheit ein tiefes Loch auftut: Was soll ich jetzt eigentlich tun? Gute Frage – sofern man nicht zu den Vorausdenkenden gehört, die sich schon in den letzten Jahren der Berufstätigkeit konkrete Pläne für das »Nachher« ausdachten und die sich freuen, jetzt endlich Zeit für die Verwirklichung dieser Pläne und vielleicht für tolle neue Interessen zu haben.

Das haben Sie leider versäumt? Macht nichts. Für positives Denken ist es nie zu spät. Die Wissenschaft hat nachgewiesen, dass eben dieses positive Denken ausschlaggebend für die körperliche und geistige Gesundheit der kommenden Jahre sein wird. »*Wenn du von dir glaubst, nichts Positi-*

ves mehr bewirken zu können, geht es bergab mit dir« (so die berühmte amerikanische Psychologin und Sozialforscherin Becca Levy).[1] Das bedeutet vor allem eines: mutig sein!

Am besten fängt man damit an, zunächst die großen Fragen zu beantworten: Wer bin ich? Was interessiert mich? Was ist mir wichtig? Was waren meine Träume, als ich noch jung war und nicht festgelegt auf meinen späteren Beruf oder meine liebe Familie? Mit wem kann ich mich beraten? Mit Freunden? Mit den Kindern?

Man sollte sich aber auch ehrlich fragen: Wovor habe ich Angst? Davor, in Zukunft zu den »nutzlosen Alten« zu gehören? Vielleicht nicht mehr geachtet und ernst genommen zu werden? Oder fürchte ich mich doch mehr vor Krankheiten, vor geistigem Abbau, ja, auch vor dem Tod oder, vielleicht noch schlimmer, vor Unselbstständigkeit, Hilfsbedürftigkeit, vor dem Gefühl, anderen nur noch zur Last zu fallen …

Es kommt also darauf an – und davon hängt ein vergnügtes, erfolgreiches Altern ab –, wie wir das Älterwerden grundsätzlich bewerten. Am besten als einen spannenden Lebensabschnitt, der uns viele Möglichkeiten bietet, noch einmal Neues zu erleben. Und nicht zu resignieren, selbst wenn wir merken, dass unsere Umgebung uns dieses »erfolgreiche Altern« eigentlich nicht zutraut. Denn leider werden ältere Menschen hierzulande leicht Opfer einer Denkweise, die das Alter grundsätzlich negativ beurteilt. Die Zeiten, in denen wir von einer frechen Jugend mehr oder weniger lustig als »Gruftis« und »Kompostis« bezeichnet wurden, sind gottlob vorbei. Aber es bleibt immer noch ein gewisses negatives Image, das »*einen fatalen Einfluss auf die Art und Weise hat, wie wir selbst mit dem Altern umgehen*«, so die Altersforscherin Becca Levy. Sie führt dann als Gegenbeispiel fernöstliche Länder an, zum Beispiel Japan, wo alte Menschen eher verehrt, verwöhnt und ermutigt werden. Mit dem Erfolg, dass diese uns nicht nur an Lebensdauer, sondern auch an Lebensqualität übertreffen.

Ich finde es faszinierend, dass unsere persönlichen Überzeugungen, das Alter betreffend – ob bewusst oder unbewusst –, die Art, wie wir selbst altern, ganz stark beeinflussen. Mit anderen Worten: Wer im Älterwerden keine Bedrohung, sondern eine Chance sieht, wird mit größerer Wahrscheinlichkeit gute, erfüllte Jahre erleben. Wie ja überhaupt in jedem Alter eine positive Einstellung zum Leben der Gesundheit des Körpers hilft.

– Darf ich etwas fragen?
Ja, selbstverständlich.

– Wie kann es sein, dass unsere Einstellungen und Gedanken einen solchen Einfluss auf unseren Körper haben?
Das erklärt uns die Wissenschaft der Psychosomatik. Sie erforscht genau dieses Phänomen und hat herausgefunden, dass es ganz enge Beziehungen zwischen dem Geist (*Psyche*) und dem Körper (*Soma*) gibt. Wie das funktioniert und wie die Zellen unseres Gehirns dabei arbeiten, werden wir im nächsten Kapitel noch genauer erfahren.

Aber kommen wir noch einmal zurück auf die wichtigste Eigenschaft, die Sie für ein erfolgreiches Altern brauchen:

mutig sein. Lassen Sie sich also nicht von skeptischen Gefühlen wie »Lohnt sich denn das alles noch?« oder »Warum kann ich nicht in Ruhe alt werden?« abhalten. Wagen Sie sich optimistisch in einen neuen Abschnitt Ihres Lebens.

Kapitel 2

Das Wunderwerk der Nervenzellen

Wenn wir das Geheimnis dieser Zellen erkunden wollen, sollten wir sie zunächst einmal näher kennenlernen: Eine Nervenzelle besteht aus einem Zellkörper, aus dem einerseits viele winzige Antennen ragen, die aussehen wie kleine Bäumchen (weshalb man sie auch Dendriten – nach dem griechischen Wort *dendron,* Baum – nennt). Diese Antennen nehmen ununterbrochen Kontakt zu den Zellen ihrer Umgebung auf und leiten die so empfangenen Signale weiter an den Zellkern. Auf der anderen Seite entspringt dem Zellkörper eine Art Leitung, durch die die Nervenzelle elektrische Befehle weitergeben kann. Dieses »Kabel« ist durch eine dünne Zellschicht isoliert und ganz unterschiedlich lang. Manchmal nur einen Tausendstel Millimeter, manchmal bis zu einem ganzen Meter – zum Beispiel der Nervenstrang, der das Bein hinunter bis zu den Fußmuskeln zieht. Von diesen erstaunlichen Nervenzellen befinden sich allein in unserem Kopf an die hundert Milliarden. Sie lesen richtig: hundert Milliarden! Die Zellen verständigen sich untereinander, wie schon erwähnt, durch elektrische Signale, aber auch durch eine Art Chemosprache, sodass eine Zelle mit ungefähr zehntausend anderen Kontakt hält. Diese unendlich vielen Verbindungen zwischen den Nervenzellen sind die Erklärung für unser Denken und Fühlen. Darauf kommen wir noch in aller Ausführlichkeit. Gibt es Fragen?

– *Wieso haben so viele Zellen in meinem Kopf überhaupt Platz?*

Weil sie trotz ihres komplizierten Aufbaus und ihrer tollen Eigenschaften winzig sind – manche nur fünf Tausendstel Millimeter.

Denken Sie einmal an andere Lebewesen. Auch Ameisen haben ein Gedächtnis – und zwar ein sehr gutes. Und sie können fantastisch riechen, krabbeln, kämpfen und kennen

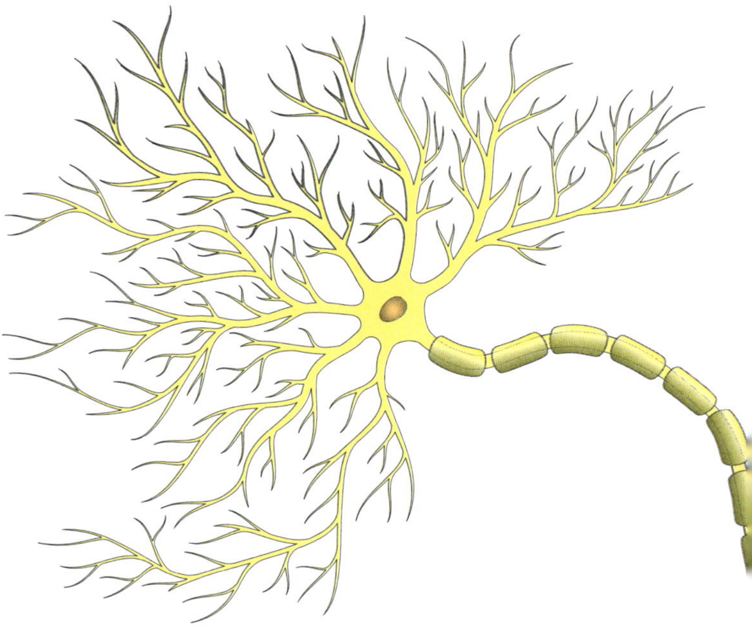

Die Zentrale – der Zellkern – erhält Nachrichten von unendlich vielen Zweigen, die in Verbindung mit anderen Zellen stehen. Dann gibt sie ihre elektrischen Befehle durch das starke, isolierte »Kabel« – das »Axon« – weiter, zum Beispiel an einen Muskel.

genau ihre Aufgaben im Ameisenstaat. Obwohl sie ein so kleines Köpfchen besitzen. (Wobei die moderne Biowissenschaft herausgefunden hat, dass bei manchen einfacheren Tieren Intelligenz und Verhalten nicht nur vom Gehirn, sondern auch von anderen Körperzellen ausgehen.)

Anderes Beispiel: Das Gehirn der Honigbiene gilt als eines der kleinsten im Tierreich und dennoch als eines der leistungsfähigsten. Es ist gerade einmal so groß wie ein Stecknadelkopf, besteht aber aus 960 000 Nervenzellen. Die verwendet die Biene nicht nur, um sich in der Landschaft zurechtzufinden, sondern auch, um sich mit anderen ihres Volkes zu verständigen und genaue Informationen über Nahrungsquellen weiterzugeben.

– Was ist mit Elefanten?

Ich habe einmal gelesen, dass das Elefantengehirn nur ungefähr dreimal so groß wie unseres ist, aber angeblich mehr als zweihundertfünfzig Milliarden Nervenzellen enthält, die meisten davon in dem Bereich des Gehirns, der für Bewegungen und Berührungen zuständig ist. Aber lassen Sie uns jetzt über unser wunderbares menschliches Gehirn weiter diskutieren.

Wenn wir auf die Welt kommen, sind Zellen in nur relativ wenigen Bereichen des Gehirns bereits programmiert. Dazu gehört das sogenannte vegetative Nervensystem, also das Zentrum, das die Impulse für die Atmung, die Körpertemperatur, die Herzaktionen und die Durchblutung aller Organe sendet. Auch schlafen, schreien, Hunger, Durst und Schmerz empfinden, mit Armen und

Beinchen wackeln können wir bereits. Was wir als Baby davor im Mutterleib erfahren und gefühlt haben, wissen wir nicht genau. Fest steht, dass wir dann im Verlauf der nächsten Wochen und Monate beginnen, ein richtiges Archiv unserer Erlebnisse anzulegen. Im Hörzentrum speichern wir die Stimmen von Mama und Papa; in einem anderen Zentrum den guten Geschmack von Milch und später von Grießbrei und Apfelkompott (und viel, viel später dann den von Schweinebraten oder Champagner). Die motorischen Zentren lernen mithilfe des Gleichgewichtssinns, welche Muskeln sie stimulieren müssen, damit das Kind laufen kann und nicht dauernd hinfällt. Und so geht es weiter: Durch die Programmierung des Sehzentrums erkennen wir zunächst Gesichter, später dann die Tapete des Kinderzimmers, den Baum vor dem Fenster, bis wir uns im Lauf der Monate und Jahre mit all unseren Sinnen die Welt erschließen.

Ich denke, so weit erscheint alles verständlich und logisch. Wenn wir aber jetzt über Gefühle, über Intelligenz und über Merkmale unserer jeweiligen Persönlichkeit nachdenken, wird die Sache schon schwieriger. Und da hat sich herausgestellt, dass es nicht nur auf unsere genetische Prägung, sondern auf die unendlich vielfältige Entwicklung der einzelnen Gehirnzellen und ihrer Verbindungen untereinander ankommt und darauf, wie diese Zellen die Eindrücke der Kindheit und Jugend verarbeiten.

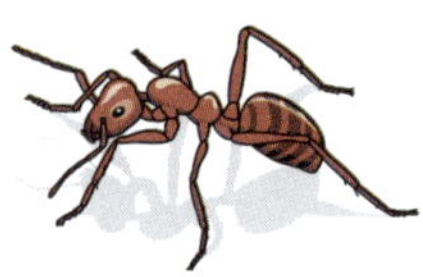

Unsere Gehirnzellen sprechen ständig miteinander …

… behauptet jedenfalls der Hirnforscher Lawrence Whalley. Er ergänzt: *»Meistens wohl in einem leisen Plauderton. Diese Gespräche finden fast immer an Strukturen statt, die SYNAPSEN genannt werden.«*[2] Das sind die Orte, an denen die Ausläufer einer einzelnen Zelle mit denen anderer Zellen zusammentreffen. Wenn eine Zelle einer oder mehreren anderen Zellen etwas sagen will, dann entleert sie an diesem Punkt winzige Bläschen, die bestimmte Moleküle, sogenannte Neurotransmitter enthalten. Die docken dann an der angrenzenden Zelle an und ermöglichen so das Überspringen der elektrischen »Mitteilungen« auf diese Zelle(n). Das geschieht in rasender Geschwindigkeit – und genauso schnell wird der Neurotransmitter wieder abgebaut, damit die Zelle für neue Mitteilungen bereit ist.

– Ganz schön kompliziert.

Das kann man wohl sagen. Aber gerade auf diese Kontaktpunkte, also die *Synapsen* und ihre Vielfalt und die Schnelligkeit, mit der sie Informationen übertragen, kommt es an, wenn das Gehirn – das Gedächtnis und die Fähigkeit, Neues zu verarbeiten – auch beim Älterwerden noch funktionieren soll.

– Über was reden die Zellen denn so?
Möglicherweise ist es oft nur ein freundliches Gemurmel. Aber nehmen wir ein Beispiel: Im Gehirn kommt die Nachricht an: »Harnblase ist fast voll. Sagt bitte Bescheid!« Das heißt: Informationen werden durch bestimmte Nervenzellen von der Harnblasenwand zunächst zum Rückenmark übermittelt und dort auf andere Zellen übertragen, die sie dann direkt ins Gehirn leiten. Dort kommunizieren diese Zellen mit solchen, die die Mitteilung in den Bereich der Hirnrinde lenken, wo das Bewusstsein sie aufnimmt: Erst jetzt spürt der Mensch den Harndrang und sucht sich eine Toilette.

– Daran werde ich jetzt jedes Mal denken, wenn ich …Na, Sie wissen schon. Wenn ich Auto fahre und ein Ball rollt auf die Straße und ich mache automatisch eine Vollbremsung, weil ich Angst habe, ein Kind könnte dem Ball hinterherlaufen – hat das auch etwas mit den Nerven zu tun?
Das ist ein sehr gutes Beispiel dafür, wie die Augen, das Sehzentrum und das Bewusstsein in Bruchteilen von Sekunden »Ball – Kind – Gefahr« an die Nervenzellen des motorischen Zentrums melden. Das schickt dann blitzschnell Elektrosignale an die Muskeln Ihres rechten Beins, damit Sie bremsen.

Andere Situation: Ein junger Mann beobachtet, wie seine neue hübsche Freundin aus dem Auto steigt, um ihn zu besuchen. In seinem Sehzentrum sind die optischen Einzelheiten der Freundin bereits gespeichert. Und so leiten die klugen Zellen die Information ins Mittelhirn zu dem Bereich, der zuständig ist für jede Art von Emotionen (genannt *Amyg-*

dala oder *Mandelkern*). Die Zellen dort kichern vielleicht ein wenig, beraten sich kurz und schicken die Nachricht weiter an den *Hypothalamus*, den Herrscher über unbewusste Funktionen wie Atmung, Herzschlag oder Körpertemperatur. Und siehe da: Der junge Mann spürt, wie sein Herz auf einmal schneller und stärker schlägt.

– Ich nehme an, dass es so ähnlich ist, wenn man vor etwas Angst hat. Dann bekommt man ja auch Herzklopfen. Oder?
Richtig.

– Muss ich mir denn alle diese komischen Fremdwörter merken?
Nein, natürlich nicht. Ich möchte eigentlich nur erklären, dass es einen ständigen regen Austausch gibt zwischen den sensiblen Nerven, die Informationen von den Sinneszellen (Sehen, Hören, Riechen, Fühlen) zum Gehirn leiten – und den motorischen Nerven, die vom Gehirn weg alle Körperregionen erreichen. Beim Thema »Schmerzen« werden wir auf diese Zusammenhänge noch viel genauer eingehen (siehe Kapitel 7, ab Seite 93).

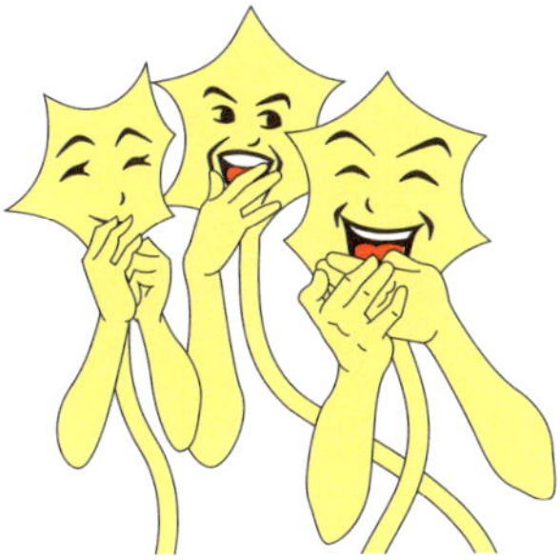

Das erstaunliche Gedächtnis und die Erinnerung

Es ist eigentlich ziemlich unbegreiflich: Dinge, die sich vor Jahren oder Jahrzehnten ereignet haben, sind entweder noch jederzeit abrufbar – oder tauchen ganz plötzlich in unserem Bewusstsein auf, auch wenn wir Jahre nicht an sie gedacht haben. Mir ging es neulich so, als die Nachricht kam, dass die Bossa-Nova-Sängerin Astrud Gilberto in hohem Alter gestorben ist. Plötzlich waren in meinem Kopf die Melodie und jede Zeile ihres damals so berühmten Liedes ›The Girl from Ipanema‹ wieder da, obwohl ich es sicher seit mehr als dreißig oder vierzig Jahren nicht mehr gehört hatte. Oder – aber das haben Sie sicher auch schon selbst erlebt: Bestimmte Gerüche erinnern uns an einen Ort, wo wir sie früher einmal intensiv wahrgenommen haben. Bei mir geschieht dies immer, wenn ich ein bestimmtes asiatisches Gewürz in die Nase bekomme, das mich dann im Geist sofort zu einem Straßenrestaurant in Hongkong befördert.

Andererseits können wir uns – und das passiert auch jüngeren Menschen – an manche Dinge nicht mehr erinnern, die erst kürzlich geschehen sind.

Damit kommen wir zu einem weiteren Geheimnis unserer Nerven: Wer oder was bestimmt eigentlich, welche Informationen wir im Langzeitgedächtnis aufbewahren? Den Weg dieser Informationen hat die Wissenschaft genau erkundet: Millionen von Impressionen stürmen ja täglich auf uns und unsere Sinne ein. Sekunden später sind sie meistens weg, vergessen. Natürlich nicht alle. Es kommt auf unsere Aufmerksamkeit an, was von all den Eindrücken unser Bewusstsein erreicht und welche wir zunächst behalten. »Zunächst« heißt, dass eine Reihe dieser Informationen im sogenannten Kurzzeit- oder Arbeitsgedächtnis landet, nämlich solche, die uns etwas übermitteln, was uns interessiert oder auch besonders beeindruckt. Und natürlich die, die wir bewusst lernen. Dann berät sich die Befehlsstelle dieses Kurzzeitgedächtnisses und entscheidet entweder »Vergessen« oder »Speichern«. Neue Forschungen lassen vermuten, dass

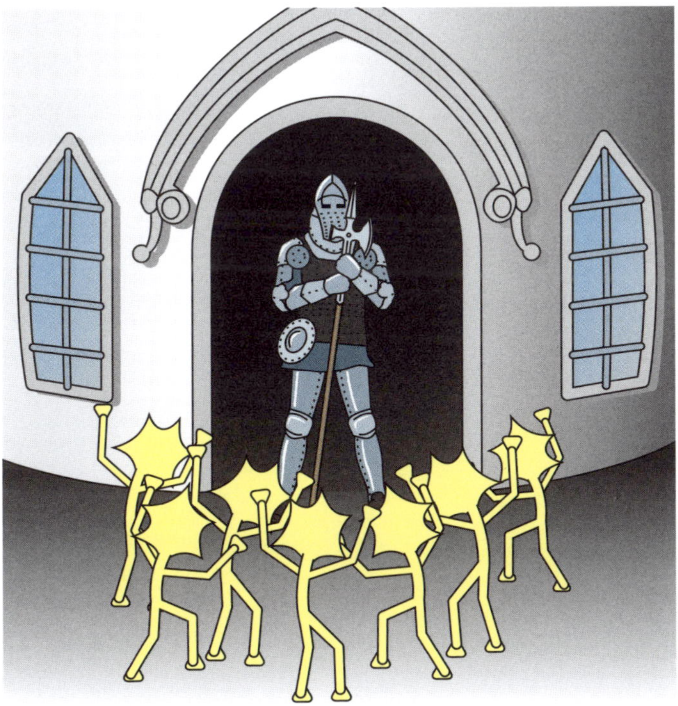

es in unserem Kopf wahrscheinlich ein besonderes Molekül gibt, eine Instanz, die sozusagen als »Wächter der Erinnerungen« alle Gedächtnisvorgänge organisiert. Der aus Wien stammende Hirnforscher Eric Kandel konnte diese Substanz sogar nachweisen. Für seine Arbeiten über die Vorgänge, die dem Lernen und Erinnern zugrunde liegen, bekam er im Jahr 2000 den Nobelpreis für Medizin. Seither wissen wir, jedenfalls so ungefähr, wie über die Weitergabe von Informationen innerhalb des Gehirns entschieden wird. Vor allem die starken oder für uns persönlich wichtigen Eindrücke, besonders solche, die mit großen Gefühlen einhergehen, werden ins Langzeitgedächtnis weitergeleitet. Die Auswahl geschieht also durch das Gehirn selbst, auch und besonders während wir schlafen.

In den Zellen des Langzeitspeichers werden die Informationen, Bilder, Melodien, Informationen, Gefühle und Gedanken dann geordnet (je nachdem in optische oder akustische Ereignisse) und – behaupten jedenfalls die Forscher – mit bestimmten Markierungen versehen.

Eines der ersten und wichtigsten Dinge, die wir dort aufbewahren, ist sicher die Muttersprache. Später müssen wir oft etwas, das wir bewusst lernen wollen, mehrfach wiederholen, bis die Befehlsstelle endlich kapiert: speichern! Was einmal gespeichert wurde, steht uns dann auf Abruf zur Verfügung, kann allerdings auch Jahre und Jahrzehnte in diesen Langzeitgedächtnis-

Je intensiver wir etwas erleben, desto wahrscheinlicher wird es im Langzeitgedächtnis aufbewahrt

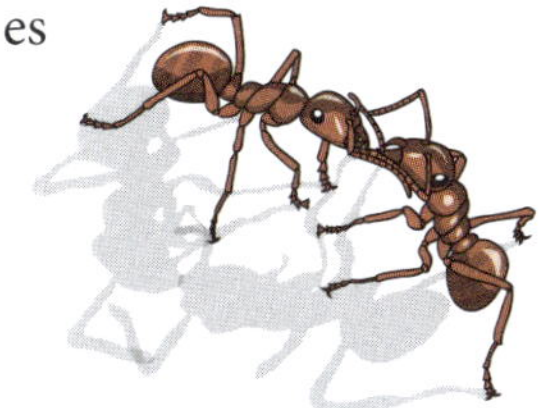

Regionen des Gehirns schlummern, bis wir es wieder hervorholen. Und da sind wir bei dem Phänomen des »Erinnerns«.

Erinnern gilt als eine bewusste geistige, schöpferische Arbeit, wobei das, was wir dann erinnern, von unserem jeweiligen seelischen Zustand dramatisch beeinflusst sein kann. Das heißt, dass wir keineswegs immer die originalen Bilder und Ereignisse wieder erleben, sondern dass wir sie manchmal mit unseren momentanen Gefühlen verändern, neu interpretieren.

Es gibt noch ein weiteres Phänomen: Das Gehirn kann schlimme Erlebnisse, Traumata, vor allem solche aus der Kindheit, zwar aufbewahren, aber vor unserem Bewusstsein verstecken – sie »verdrängen« –, damit wir nicht wieder und wieder damit gequält werden. Solche bösen Erinnerungen lassen sich aber mithilfe psychologischer Verfahren wieder hervorholen und dann auch erfolgreich bearbeiten und für unsere Seele unschädlich machen.

– Spannend, aber auch ziemlich verwirrend. Jetzt etwas Wichtiges. Stimmt es denn, dass das Gedächtnis im Alter grundsätzlich nachlässt?

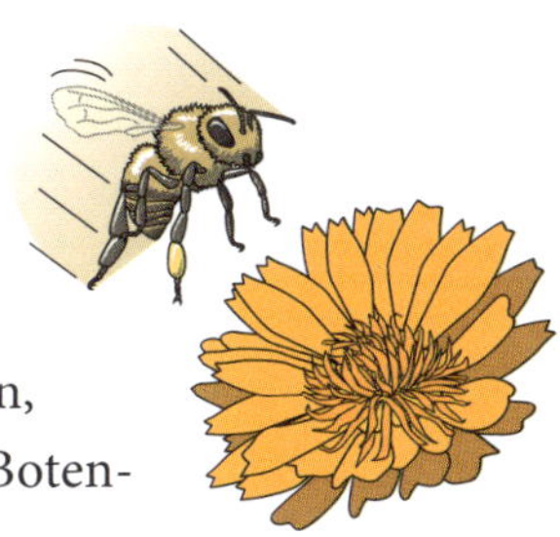

Nicht immer. Es stimmt, dass die Signalübertragungen zwischen den Zellen, also an den Synapsen, bei Älteren grundsätzlich langsamer und vielleicht auch unzuverlässiger funktionieren. Das liegt daran, dass die Produktion der entsprechenden Botenstoffe, der Neurotransmitter, abnimmt. Deswegen ist es ja so wichtig, dass wir im Älterwerden unsere Gehirnzellen dazu bringen, wach und aktiv zu bleiben. Zum Beispiel durch lebenslanges Lernen. Davon gleich mehr.

Kapitel 3

Mein Gehirn von gestern ist nicht mein Gehirn von morgen

Dieser Satz klingt vielleicht seltsam. Aber die ständige Verwandlung ist extrem wichtig für uns. Denn sonst könnten wir nicht mit den Tausenden von Nachrichten, Problemen, Gedanken, Entscheidungen umgehen, die täglich auf uns einstürmen. Das gelingt nur, wenn unsere großartigen Gehirnzellen bereit sind, all die neuen Informationen zu verarbeiten, wobei sie sich allerdings oft selbst verwandeln. Denn nur so können sie uns helfen, Neues wahrzunehmen und in unser Leben zu integrieren.

Die Fähigkeit des Gehirns, sich ständig auf neue Erfahrungen einzustellen, diese Wandelbarkeit, nennt man »Neuroplastizität«. Die Veränderbarkeit der Hirnstrukturen und -funktionen gewinnt besondere Bedeutung, wenn wir älter werden.

Was im Gehirn, in den Nervenzellen, beim Altern geschieht, hat die Wissenschaft in den letzten Jahren intensiv erforscht – und dabei interessante Erkenntnisse gewonnen, die die Forscher oft selbst verblüfft haben. So dachte man lange, dass Gedächtnisschwäche ein Anzeichen für das Absterben vieler Neuronen – also Nervenzellen – sei. Das ist inzwischen widerlegt. Sicher, es sterben auch Nervenzellen ab, aber in viel geringerer Zahl, als man ursprünglich annahm. Und zum weiteren Erstaunen der Wissenschaft gelang es sogar nachzuweisen, dass sich selbst im Alter wieder neue Nervenzellen bilden können.

Was sich mit den Jahren verändert, sind vor allem die Verbindungen der Nerven untereinander, also die Zahl und Funktion der Synapsen. (Darüber haben wir im vorigen Kapitel schon kurz gesprochen – und Sie erinnern sich: Eine Nervenzelle ist mit circa zehntausend anderen durch diese Berührungspunkte – die Synapsen – vernetzt.) Auch jüngere Menschen vergessen oft, und zwar dann, wenn sie sich für bestimmte gespeicherte Informationen offensichtlich nicht mehr interessieren. Ein solcher Abbau von Gedächtnispfaden, also von intensiv miteinander vernetzten Zellgruppen, die bis dahin einen sicheren Trampelpfad durch das Dickicht des Gehirns bildeten, verstärkt sich beim Älterwerden. Denn dann werden die wichtigen Neurotransmitter – die Überträgersubstanzen von einer Zelle zur anderen – oft nicht mehr ausreichend produziert.

– Und dann kann ich nicht mehr denken?
Doch. Natürlich. Aber Sie denken dann wahrscheinlich etwas langsamer. Und manchmal fallen Ihnen Namen oder Begriffe nicht sofort ein, weil die Zellen erst in den entsprechenden Fächern des Gedächtnisses suchen müssen.

– Ist das dann schon der Beginn von Alzheimer?
Ganz sicher nicht! Alzheimer ist kein natürliches Altern, sondern eine Krankheit, deren Ursachen wir gerade erst zu verstehen lernen. Auch die andere Krankheit, die zum deutlichen Abbau der Gehirnleistung führt, nämlich die Verengung und Verkalkung der Blutgefäße des Gehirns – die »vaskuläre Demenz« – hat mit dem natürlichen Altern so gut wie nichts

zu tun. Auf diese Krankheiten kommen wir noch genauer zu sprechen (in Kapitel 6, ab Seite 81). Und jetzt die gute – was heißt gute? – die großartige Nachricht: Wir können das natürliche Altern unseres Gehirns weitgehend verhindern oder zumindest aufhalten und manchmal sogar rückgängig machen!

Wichtig wäre allerdings, bereits in jungen Jahren möglichst viele Interessen zu entwickeln und dadurch unsere grauen Zellen intensiv zu beschäftigen. Das konnte man in vielen Studien nachweisen. Ein kleines, aber interessantes Experiment zu diesem Thema möchte ich Ihnen kurz schildern:

In einem Frauenkloster lebten sowohl fromme Schwestern, die ein bescheidenes, stilles Leben zwischen Beten, Spaziergängen im Klostergarten, Lesen und besinnlichen Gesprächen führten. Daneben gab es im selben Kloster aber auch Schulschwestern, die einen Teil ihrer Zeit zwar auch mit Gebeten verbrachten, dazwischen aber gezwungen waren, sich auf den Unterricht vorzubereiten und frechen, lauten, also ganz normalen Kindern möglichst viel beizubringen. Ungefähr dreißig Jahre später baten Neurologen die Nonnen, sie auf ihre geistigen Fähigkeiten untersuchen zu dürfen. Das war insofern eine gute Idee, als die sonstigen Lebensbedingungen aller Schwestern ja genau gleich waren. Sie ahnen schon, wie das ausging: Den Frauen, die sich täglich mit Unterricht, also Mathematik, Sprachen, Geschichte usw. und den Kindern beschäftigten, bescheinigte diese Untersuchung ein deutlich besser erhaltenes Gedächtnis. Und ihre sonstige geistige Fitness war ebenfalls der ihrer passiveren Mitschwestern überlegen. Daraus – und aus vielen ähnlichen Studien – haben Hirnforscher dann die Überzeugung gewonnen, dass es sich lohnt, seine geistigen Kräfte schon ab der Jugend und das ganze Leben lang zu trainieren, um im Alter noch mit möglichst vielen intakten Hirnzellen und deren Netzwerken rechnen zu können.

– Und wenn man das versäumt hat?
Dann lohnt es sich in jedem Fall, eben später damit zu beginnen – auch für Siebzig- oder Achtzigjährige. Darauf kommen wir im nächsten Kapitel noch. Aber selbstverständlich hat auch der allgemeine Gesundheitszustand etwas mit unserer geistigen Frische zu tun. Verzicht auf Rauchen, auf zu viel Alkohol, dafür hochwertige Ernährung, viel Bewegung, genügend Schlaf und so weiter. Auch davon soll später noch ausführlich die Rede sein.

Wann ist man alt?

Diese Frage ist gar nicht so einfach zu beantworten. Über das Altern des Gehirns – und insbesondere der Nervenzellen – ist, wie schon erwähnt, in den letzten Jahren sehr viel Spannendes veröffentlicht worden. Zum Beispiel: Woran merkt man, dass sich da überhaupt etwas verändert hat? Und seit wann? Schon ab dem dreißigsten Lebensjahr? Oder erst viel später? Und es ist beruhigend, dass selbst die Forschung Schwierigkeiten hat, dafür allgemeingültige Symptome zu benennen – und durchaus Widersprüchliches behauptet. Vor allem auch, weil sich in unserem Gehirn ja ohnehin dauernd etwas ändert. Und weil es die großartige Fähigkeit besitzt, Schwächen bestimmter Bereiche durch erhöhte Aktivität anderer Zentren wieder auszugleichen.

Und weil der Körper alles tut, um den hohen Energiebedarf des Gehirns, den Sauerstoff und die Nährstoffe, in jedem Fall zu gewährleisten.

Nur *eine* bestimmte Altersveränderung scheint ganz allgemein zu gelten: Das Gehirn in allen seinen Funktionen arbeitet *langsamer*. Wir lernen langsamer, wir bewegen uns langsamer. Auch die Fähigkeit, mehrere Dinge gleichzeitig zu erfassen, nimmt ab. Angeblich lässt im Alter auch die Anpassungsfähigkeit an neue Umgebungen oder Situationen nach. Dazu kommt, dass der innere Antrieb für vieles, was wir tun möchten oder tun sollten, in höheren Jahren schwächer, irgendwie zögerlicher wird. Dadurch verzichten wir oft darauf, uns für Neues, für den Wandel der Welt um uns herum zu interessieren – und das ist eine echte Gefahr für unseren Geist. Das Gefühl »Muss es denn sein« oder »Muss doch nicht mehr sein«, das wir als jüngere Menschen nicht hatten und das man natürlich sehr einfach mit den jeweils fünfundsiebzig oder fünfundachtzig Jahren entschuldigen kann, gilt es zu bekämpfen. Denn unsere lieben Hirnzellen verfallen sonst leicht in einen Tiefschlaf und bauen ihre vielen wichtigen Verbindungen nach und nach ab.

(Übrigens: Hirnforscher behaupten, man könne auch mit fünfunddreißig oder vierzig Jahren schon »alt« sein. Nämlich dann, wenn man der Überzeugung ist, man habe für sein Leben bereits genug gelernt und brauche ab sofort keine neuen Anregungen oder Ideen mehr.)

Kraftlos und schwächer werden ja auch die Muskeln im Alter, wenn wir sie nicht ständig benutzen und trainieren. Ob dabei die Impulsgeber, also die motorischen Nerven oder die Muskelzellen selbst – oder beide – diesen Verlust zu verantworten haben, ist nicht ganz geklärt. Fest steht, dass ein nicht arbeitender Muskel seine Zellen abbaut und dass dadurch die gefürchtete *Sarkopenie* – der Muskelschwund – einsetzen kann, eine der wesentlichen Ursachen für Gebrechlichkeit. (Der Ausdruck kommt, wie so vieles in der Medizin, aus dem Griechischen: *sarx* = Fleisch, *penia* = Mangel). Deswegen ist es so wichtig – auch um gefährliche Stürze zu vermeiden –, selbst im höheren Alter regelmäßig ein gewisses Muskel- und Krafttraining durchzuführen. Gute Fitnessstudios kennen heute die Trainingsbedürfnisse älterer Menschen genau und schlagen ihnen die entsprechenden Übungen vor. Das Gleiche gilt selbstverständlich für Physiotherapeuten.

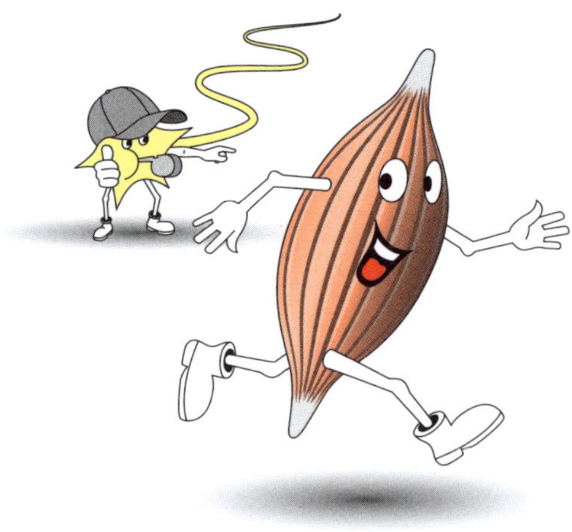

Bei vielen Älteren nimmt außerdem eine gewisse Müdigkeit zu, die unabhängig ist von der jeweiligen Schlafqualität. Die kann man meist mit einem kurzen Mittagsschlaf gut überwinden.

– Wenn man älter wird, kann man doch auch viel schlechter sehen und hören.

Auch das gilt nicht für alle Menschen. Aber im Prinzip stimmt es: Die Sinnesorgane können nachlassen. Wobei sich sowohl die eigentlichen Sinneszellen – die Netzhaut in den Augen, die Hörzellen im Innenohr oder die Geruchszellen in der hinteren Nase – verändern können als auch die zugehörigen Hirnnerven, die uns die Nachrichten der Sinneszellen in die jeweiligen Zentren und damit ins Bewusstsein leiten.

Sie wissen selbstverständlich, dass es inzwischen hervorragende Hilfen gibt, die unsere Sinne unterstützen. Für die Augen natürlich passende Brillen, aber auch die Möglichkeit, bei »grauem Star« die getrübten Linsen auszutauschen. Man kann heute auch die *Makuladegeneration,* also die Veränderung der wichtigsten Region der Netzhaut, meistens gut behandeln. Hörgeräte sind fast unsichtbar, aber enorm leistungsfähig geworden. Und es gibt sogar die Möglichkeit, die eigentlichen Hörzellen im Innenohr zu ersetzen (durch ein sogenanntes *Cochlea-Implantat*).

Hallo,
Nervenzellen –
wach bleiben!

– Besser nicht so alt werden …
Doch! Natürlich! Sehen Sie, genau das ist die falsche Haltung! Wir haben uns doch bereits darauf geeinigt, dass es beim erfolgreichen Älterwerden darauf ankommt, optimistisch zu bleiben (siehe Kapitel 1, ab Seite 15). Dafür gibt es ja auch genügend Gründe. Sie vergessen, dass wir inzwischen nicht nur viel länger leben dürfen, sondern dass unsere Lebensqualität in diesen geschenkten Jahren im Allgemeinen keineswegs dramatisch abnimmt, sondern dass wir immer wieder dazulernen und neue, interessante Erfahrungen machen können. Voraussetzung dafür ist allerdings unsere positive innere Einstellung. Das heißt, alt sein ist ein tatsächlich schwierig zu definierender Zustand, der viel mit dem eigenen Gefühl zu tun hat.

Ich habe in einem anderen Buch schon mein Lieblingszitat erwähnt, nämlich die Antwort der New Yorker Schriftstellerin Bel Kaufman, der Enkelin von Scholem Alejchem, auf die Frage, wie sie sich mit ihren zweiundneunzig Jahren so jung und fit gehalten habe. Sie sagte: »Ich bin zu beschäftigt, um alt zu werden. Sobald ich mal Zeit habe, werde ich mich hinsetzen und alt werden, aber jetzt habe ich zu viel zu tun.« Also?

– Wie ist das denn bei Ihnen? Sie sind ja auch nicht mehr die Jüngste …
Es kommt schon gelegentlich vor, dass mir ein Name oder ein Begriff nicht gleich einfällt. Aber ich habe natürlich Glück gehabt. Wenn man mit über vierzig Jahren noch das medi-

zinische Staatsexamen bestehen will und ein paar Jahre später den Facharzt für Innere Medizin, dann muss man sein Gehirn schon ziemlich strapazieren. Ich kann mir vorstellen, wie meine lieben Hirnzellen damals geflucht haben – doch heute profitieren sie wahrscheinlich davon. Vielleicht auch davon, dass ich dann im Alter von achtundsechzig Jahren noch einmal etwas Neues begonnen habe – nämlich medizinische Bücher zu schreiben.

»Älter machen einen in Wahrheit immer nur die anderen.«
Fanny Ardant, französische Schauspielerin

Da ich mir Dinge, die ich sehe, viel leichter merken kann als solche, die ich höre, habe ich mir angewöhnt, ein Wort oder einen Begriff, der mir nicht gleich eingefallen ist, aufzuschreiben und den Zettel an eine Stelle zu legen, an der ich oft vorbeikomme, zum Beispiel auf den Küchentisch. Der Wächter über mein Langzeitgedächtnis versteht dann irgendwann schon, dass er das Wort bereithalten soll.

Ich merke jedenfalls, dass ich auch heute noch großen Spaß daran habe, Neues zu lernen. Vor allem, was die Medizin betrifft. Dieses neue Wissen nützt mir selbstverständlich, wenn ich in meiner Sendung ›Gesundheitsgespräch‹ im Bayerischen Rundfunk Fragen der Anruferinnen und Anrufer beantworte.

– Und sonst?

Und sonst? Was möchten Sie hören? Dass ich die hundert Meter nicht mehr so schnell wie in meiner Schulzeit laufen kann? Immerhin: Treppensteigen geht nach wie vor gut (wahrscheinlich, weil es in dem Haus, in dem ich wohne, so viele Treppen gibt). Ziemlich starke Muskeln habe ich auch noch. Und dann ist da mein Hund, mit dem ich täglich länger spazieren gehe. Was meine Ernährung betrifft: Ich bin in der Nachkriegszeit aufgewachsen, da gab es hauptsächlich Kartoffeln und Gemüse und sonst sehr wenig. Das hat wahrscheinlich meine Geschmacksnerven geprägt, sodass ich auch heute noch zwar alles esse, aber besonders gerne eben Gemüse. Dadurch habe ich auch keine Gewichtsprobleme.

– Seufz.
Falls Sie zu den Menschen gehören, die mit ihrem Gewicht kämpfen, gibt es gute Nachrichten für Sie:

Man kann sich – so die Erfahrungen der Wissenschaft – eine Änderung der Ernährung nach kurzer Zeit angewöhnen. Sodass man nicht mehr leidet, wenn kein Zucker (und kein Süßstoff) im Kaffee ist. Und dass das Gehirn auf einmal auch bei kleineren Portionen das Signal »bin satt« aussendet. Möglichst wenig Zucker, kleinere Portionen plus körperli-

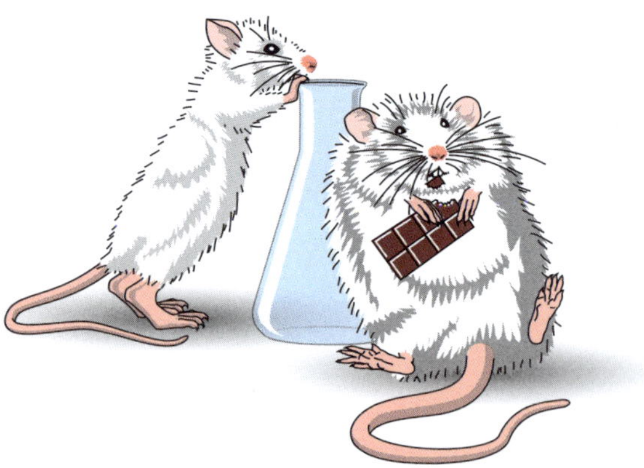

che Aktivität ist, im Gegensatz zu all den Crashdiäten, auch ein guter Weg, um Übergewicht verlässlich abzubauen. Eine der wichtigsten Ergebnisse der Altersforschung ist nämlich die Erkenntnis, dass die Ernährung knapp sein sollte, um sowohl länger als auch in guter Gesundheit zu leben. Die geringeren Portionen (mit allerdings hochwertigen Zutaten) hat man zunächst an Labortieren getestet. Und siehe da: Die Mäuse, die sich nur knapp satt essen durften, lebten vergnügt um viele Monate länger als ihre reichlich ernährten, satten Genossen.

Dieses auch für Altersforscher überraschende Ergebnis hat man in den letzten Jahren dann in mehreren seriösen Studien auch mit Menschen ausprobiert – und es scheint zu funktionieren. Egal, ob man die Zahl der Mahlzeiten begrenzt oder die Portionen knapp hält, die älteren Damen und Herren haben offensichtlich davon profitiert. Wie gesagt: Die Ernährung muss dabei gut und ausgewogen sein, also reich an natürlichen Vitaminen, genügend Eiweiß und Mineralien – und darf auf keinen Fall auf Industrieprodukten basieren.

Dass stärkeres Übergewicht heute als eine echte Krankheit gilt, die gerade bei Älteren die Durchblutung im ganzen Körper, also auch im Gehirn, durch Erhöhung des Blutdrucks oder durch Diabetes beeinträchtigt – vom erhöhten Krebsrisiko und den Problemen mit den Gelenken ganz abgesehen –, wissen Sie selbstverständlich.

Aber jetzt sind wir schon bei einem Thema, über das wir uns in den nächsten Kapiteln noch ausführlich befassen werden.

Kapitel 4

Training für die grauen Zellen

Es geht natürlich um das berühmte »lebenslange Lernen«. Aber keine Sorge – »Lernen« heißt nicht, dass Sie demnächst Lateinvokabeln pauken oder, zum Beispiel, die Namen aller afrikanischen Hauptstädte aufzählen müssen. Lernen heißt, sich ganz allgemein für Neues zu interessieren, sich damit intensiv zu beschäftigen und dadurch die Gehirnzellen zu neuen Verbindungen anzuregen.

Was beim Lernen im Gehirn passiert, ist ziemlich kompliziert und betrifft im Grunde fast alle Hirnbereiche. Wir haben ja bereits erfahren, dass Informationen zunächst das Arbeits- bzw. das Kurzzeitgedächtnis passieren müssen, bevor sie ins Langzeitgedächtnis übernommen werden. Um diese Schwelle zu überwinden, muss die Information entweder sehr intensiv, das heißt von starken Gefühlen begleitet sein – oder aber mehrfach wiederholt werden.

Wunderbarerweise gibt es kein »Gehirn ist voll, mehr passt nicht rein«. Unsere Zellen haben ja die Eigenschaft, sich ständig verändern und für neue Informationen neue Verbindungen eingehen zu können. Dazu vermehren sie ihre vielen zweigartigen Ausläufer, mit denen sie Kontakte zu anderen Zellen aufnehmen, oft um das Hundertfache. Dadurch sind sie in der Lage, in ihrer chemo-elektrischen Sprache Neuigkeiten weiterzugeben, Gedanken und Bilder zu formen und dann alles auch noch zu speichern. Es ist diese ständige Umgestaltung, die blitzartige Anpassung, die

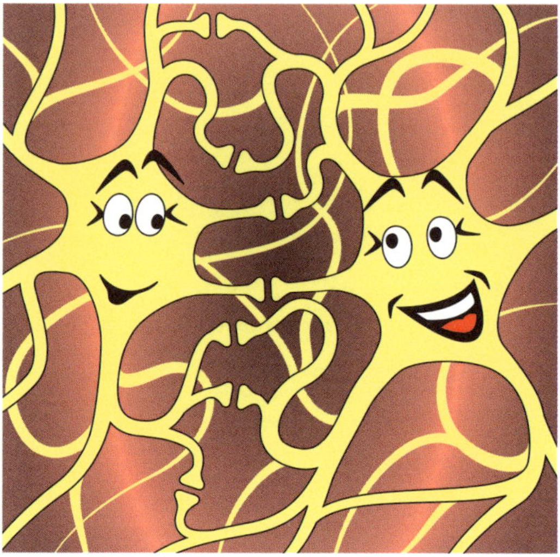

Nervenzellen des Gehirns tauschen Informationen mit bis zu 10 000 anderen Zellen aus.

unsere Hirnzellen aufmerksam und wach bleiben lässt. Das gibt uns die Chance, nicht nur Verstand und Gedächtnis zu erhalten, sondern ermöglicht uns ein interessantes, reiches Leben auch im Älterwerden. Denn erfreulicherweise können wir auch als ältere – und auch als alte – Menschen weiterhin lernen. Es dauert nur vielleicht etwas länger, bis eine neue Information fest im Gedächtnis gespeichert ist.

Die erste Frage, die Sie sich stellen sollten, wenn Sie in die Nähe des Rentenalters gelangen, heißt also: Was interessiert mich? Sind es Dinge, die mir früher schon einmal wichtig waren – die aber durch mein bisheriges Leben in den Hintergrund gerieten? Sind es Begabungen wie zeichnen oder

Gitarre spielen oder eine bestimmte Sportart, also Dinge, die damals in der Jugend Spaß machten – aber seither verkümmert sind? Wenn Ihnen dazu gar nichts einfällt und Sie auch sonst unsicher sind, was Sie demnächst wirklich interessieren würde, sollten Sie sich einmal die umfangreichen Programme der nächstgelegenen Volkshochschulen anschauen, die ja alle die verrücktesten Kurse anbieten, von Insektenkunde über griechische Geschichte bis zu Computerlehrgängen (und demnächst wohl auch zu künstlicher Intelligenz – ein Thema, mit dem wir uns alle in Zukunft beschäftigen müssen).

– Meinen Sie denn, man kann noch mit fünfundsechzig anfangen zu malen oder Bücher zu schreiben oder ein Bienenexperte werden??
Aber sicher, das ist sogar bewiesen. Die Welt ist beispielsweise voller Kunstwerke, die erst im hohen Alter der Künstler entstanden sind.

– Und wenn man überhaupt keine Lust zu solchen neuen Dingen hat? Wenn man einfach seine Enkelkinder betreuen und mit dem Hund spazieren gehen will?
Dann ist das selbstverständlich genauso in Ordnung. Und übrigens auch eine Möglichkeit, sein Gehirn zu schulen. Denn Enkelkinder können sehr spannende Gesprächspartner sein und ziemliche Ansprüche an uns stellen, wie Geschichten erzählen oder Technik erklären oder die Natur beschreiben. Bei manchen dieser Themen werden Sie vermutlich auch zunächst nachdenken oder nachschauen müssen.

– Ich glaube, ich könnte zum Beispiel nicht mehr erklären, wieso der Mond mal so schmal und dann wieder so rund ist und manchmal gar nicht zu sehen ist.

Eben. Dann kann man schöne Zeichnungen machen und Sonne, Mond und Erde in die verschiedensten Stellungen zueinander bringen. Oder die verschiedenen Mondphasen mit einer Lampe (Sonne), einem großen (Erde) und einem kleinen Ball (Mond) erklären. Das habe ich damals auch mit meinen Kindern gemacht.

Sie verstehen mich schon richtig: Man sollte sich rechtzeitig mit dem Lebensabschnitt beschäftigen, in dem man nicht mehr täglich einem festen Beruf nachgehen wird. Da Nervenzellen die Verbindungszweige zu anderen Zellen abbauen, wenn sie nicht mehr gebraucht werden, besteht eben die Gefahr, dass sich das Denken irgendwann stark verlangsamt und das Gedächtnis unzuverlässig wird. So verlockend ein gemütliches Leben zwischen Fernsehsessel, Balkon und Katze streicheln zunächst erscheinen mag – ein zu passives Altern ist einfach Gift für den Geist. (Katze streicheln natürlich nicht.)

Freunde von mir haben sich zum Beispiel dafür entschieden, zunächst einmal eine Reise zu machen – und zwar eine, in der natürlich Erholung eine große Rolle spielte, die sie aber auch mit einem neuen Land – in diesem Fall Nicaragua –, neuen Städten und neuen Menschen zusammengebracht und ihnen dadurch viele interessante Anregungen geboten hat. Sie sind tatsächlich sehr vergnügt nach Hause gekommen und fangen jetzt an, Spanisch zu lernen, um dann demnächst wieder dorthin zu fahren.

Eine andere Freundin hat mit einigen literarisch interessierten Bekannten einen kleinen Leseklub gegründet. Die acht oder zehn Mitglieder treffen sich regelmäßig und stellen einander die neuesten Bücher vor, die sie besonders gut finden. Und ein- oder zweimal im Jahr fahren sie zusammen in eine europäische Stadt, die einen besonderen Bezug zu einem Dichter hat.

Ich finde es übrigens bedauerlich, dass zu den wichtigen Vorsorgemaßnahmen, die unsere Ärzte gerade ihren älteren Patienten empfehlen, um sie vor Herz-Kreislauf-Krankheiten, Krebs und anderen Leiden zu schützen, im Allgemeinen kein Training der Gehirnzellen gehört. Ich gebe allerdings zu, dass solche Empfehlungen für jeden Patienten unterschiedlich ausfallen müssten – je nach Lust und Begabung. Auch die Lehrpläne an den Schulen sollten meiner Meinung nach den Kindern und Jugendlichen viel mehr Kenntnisse über den Körper und eben auch über die Bedeutung von lebenslangem Lernen vermitteln. (In meiner Praxis habe ich oft gestaunt, mit welch minimalen Kenntnissen über den eigenen Körper meine lieben Patientinnen und Patienten zu mir kamen. Übrigens: egal, ob sie einfach oder hoch gebildet waren.)

Es ist nie zu spät, sich für etwas Neues zu interessieren

Programme für die graue Zellen

Wie können wir unsere Gehirnzellen lebendig erhalten oder, wenn nötig, wieder wachrütteln? Reisen und Kurse der Volkshochschulen haben wir ja bereits kurz erwähnt. Und selbstverständlich sind neue Projekte oder neue Interessen die besten Trainingsprogramme. Es gibt aber auch ganz einfache Möglichkeiten, um das Gehirn wenigstens auf Betriebstemperatur zu halten. Darf ich Ihnen einige Anregungen aus wissenschaftlichen Studien geben?

◆ Schreiben Sie Tagebuch

Sobald man Erlebtes und Gedachtes aufschreibt, vielleicht auch nur in Stichworten, festigt man die jeweiligen Gedanken und unterstützt das Gedächtnis. Beim wiederholten Nachlesen prägt man sich die Fakten dann noch stärker ein. Wobei es egal ist, ob man aufregende Erlebnisse oder nur Alltägliches notiert. Man kann auch ständig ein kleines Notizbuch mit sich führen, in das man tagsüber alles einträgt, was einem wichtig erscheint. Oder man notiert Stichpunkte in sein Handy. Abends schreibt man dann das tatsächlich Wichtige ins Tagebuch.

◆ Lernen Sie Gedichte auswendig

Diesen Tipp hat mir ein bekannter Hirnforscher gegeben, der sich tatsächlich seit seinem fünfzigsten Lebensjahr mit alter und neuer Lyrik beschäftigt. Er sagte, das Auswendiglernen der Gedichte habe nicht nur seine Gehirnzellen ermuntert, sondern sein Leben erstaunlich bereichert.

Gerade heute stand ein, wie ich finde, sehr schönes Beispiel in der Tageszeitung. Es stammt von dem deutschen Schriftsteller Mirko Bonné und lautet so:

Ein Glas Tränen

Trink das Glas, trink es und
Sommerwolken spiegeln sich.
Das Wasser fließt, ein Fließen

geht durch alle deine Jahre.
Grün der See, grün Seele.
Also fürchte dich nicht mehr,

die Sommerwolken spiegeln sich
auf Fluss und See. Im grünen Licht
trink aus dein Glas, trink es ganz leer.[3]

Ist Ihnen das zu melancholisch? – Macht nichts. Es gibt ja unendlich viele großartige Gedichte (und es müssen ja nicht gleich die 27 Strophen von Schillers ›Der Taucher‹ sein). Das heißt, Sie finden sicher solche, die Sie besonders ansprechen und, das werden Sie wohl auch spüren, die Sie durch die andere Art von Sprache, die neuen Gedanken und Bilder in Ihrer Fantasie anregen werden.

- **Üben Sie kopfrechnen**

Braucht heute angeblich kein Mensch mehr: Zu leicht ist das Smartphone verfügbar, das uns alles blitzschnell ausrechnet. Das ist sicher richtig. Aber es kann nicht schaden, wenn Sie in der U-Bahn oder in der Badewanne ein wenig addieren oder multiplizieren. 230 + 328 oder 140 × 18 zum Beispiel. Schaffen Sie das noch? Wie Sie dabei vorgehen, ist völlig egal. Es geht um die Konzentration.

- **Melden Sie sich zu einem Tanzkurs an**

Gerne auch als Alleinstehende(r). Das ist eine Empfehlung der Altersforscher. Sie behaupten, die Kombination von Bewegung, Musik, Gehirntraining (wegen der Aufmerksamkeit bei Formationstänzen), sozialen Kontakten und beschwingten Gefühlen sei ideal für Körper und Geist. Ich bin da etwas skeptisch. Tanzkurse für Fünfundsiebzigjährige? Aber warum nicht …

- **Machen Sie »Gehirnjogging«**

Angeblich schwören alle sogenannten Gedächtniskünstler darauf. Wie Sie vielleicht wissen, sind das Übungen, bei denen zum Beispiel Zahlenreihen fortgesetzt oder geometrische Figuren analysiert werden sollen. Oder Wörter aus einem Buchstabendurcheinander gebildet werden müssen. Beliebt sind angeblich auch Verfahren, mit deren Hilfe man sich Zahlen merken kann, indem man sie jeweils einem Gegenstand zuordnet und dann diese Gegenstände mit einer Geschichte verbindet. Die entsprechenden Bücher gibt es in allen Bibliotheken zu leihen oder in Buchhandlungen zu kaufen.

Beim Kreuzworträtsellösen sind sich die Experten nicht ganz einig. Einerseits trainiert oder vermehrt man dadurch sicher seinen Wortschatz. Andererseits wird man viele der gefundenen Wörter wahrscheinlich nie mehr brauchen. Aber wenn Sie Spaß dabei haben: nur zu.

– *Was machen Sie eigentlich als Training fürs Gehirn?*
Da ich, wie seit über zwanzig Jahren, im Bayerischen Rundfunk als Expertin der Livesendung ›Gesundheitsgespräch‹ Anruferinnen und Anrufer beraten darf, und da es immer um ein anderes medizinisches Thema geht, bin ich gezwungen, mich an den Tagen davor mit den entsprechenden neuen Studien zu beschäftigen. (Ich sage »gezwungen« – in Wirklichkeit habe ich einfach großes Vergnügen daran, mich in der Medizin auf dem Laufenden zu halten.)

Und jetzt sitze ich gerade an meinem Computer und versuche, die Geheimnisse unserer wunderbaren grauen Zellen allgemein verständlich zu erklären. Dabei möchte ich meine Begeisterung für die Vielfalt des Denkens und Fühlens gerade auch älterer Menschen durchscheinen lassen ... Aber, um wieder ernsthaft zu werden: Im Grunde kommt es darauf an, das weitere Leben so zu planen, dass es interessant und vielfältig bleibt. Das hat nicht unbedingt etwas mit materiellen Möglichkeiten zu tun. Wohl aber mit Fantasie und Optimismus. Wobei es nach Überzeugung der Altersforscher am wichtigsten ist, mit anderen Menschen Kontakt zu haben, kommunizieren und diskutieren zu können, eingebunden zu sein in einen Freundeskreis, in die Familie. Nicht alleine oder gar einsam zu sein. Selbstverständlich spielen Gesundheit und womöglich gewisse körperliche Einschränkungen beim Älterwerden auch eine wichtige Rolle. Davon soll im nächsten Kapitel ausführlich die Rede sein.

Kapitel 5

Ernährung, Bewegung und Schlaf – so bleibe ich länger jung

Wir dürfen nicht ungerecht sein. Ältere Menschen sind oft trotz bester Absichten, Mut und Fantasie nicht in der Lage, ihr Leben aktiv und interessant zu gestalten – sie leiden unter körperlichen Problemen, die auch ihre seelischen Kräfte einschränken und die oft zum Mittelpunkt ihres Denkens und ihres Alltags geworden sind. Ob Gehbehinderungen, chronische Schmerzen, Herzschwäche oder der Zustand nach einem Schlaganfall: Es bedarf für die Betroffenen einer viel größeren Anstrengung und Willensstärke, um trotz dieser Einschränkungen optimistisch zu bleiben und weiterhin die Kraft für ein aktives Leben aufzubringen. Umso mehr sind sie zu bewundern, wenn ihnen dies gelingt.

Es gibt selbstverständlich keine Garantie für körperliches Wohlbefinden. Aber glücklicherweise hat uns die Wissenschaft gerade in den letzten Jahren bewiesen, dass wir viele Möglichkeiten haben, um uns auch für die Zeit, in der wir siebzig oder achtzig Jahre oder noch älter sind, eine gute Lebensqualität zu bewahren. Das heißt, dass wir nicht nur Gelenke, Herz und Muskeln, sondern auch unsere »kognitiven« – also die geistigen – Fähigkeiten durch eine kluge Lebensweise unterstützen können. Übrigens: Auch erste vorbeugende Maßnahmen gegen Alzheimer-Demenz wurden kürzlich veröffentlicht. Davon später mehr.

Wir wissen alle, worauf es im Prinzip ankommt, wenn wir fit bleiben wollen, egal, ob mit dreißig oder mit siebzig Jahren: auf unsere Ernährung, auf Bewegung, auf guten Schlaf, auf möglichst wenig Stress, auf soziale Kontakte und, ja, auch auf Anerkennung durch unsere Umgebung. Und – das behaupte ich jetzt einmal – auch darauf, zu lieben und geliebt zu werden.

Unsere Ernährung

Kochen kann man lernen – und zwar sehr schnell. Vor allem die Art zu kochen, die man braucht, um gut schmeckende Gerichte aus frischen, möglichst saisonalen und regionalen Zutaten relativ zeitsparend und ohne zu hohe Kosten herzustellen. Das Stichwort dazu heißt natürlich »Mittelmeerküche«, und damit wissen wir alle, worauf es dabei ankommt: viel Gemüse, Salate aller Art, genügend Zutaten mit einem hohen Gehalt an wertvollem Eiweiß wie Fisch oder Huhn, natürlich gerne Nudeln, Hülsenfrüchte, Kartoffeln oder Reis. »Rotes« Fleisch wie Lamm, Schwein oder Rind eher selten, alles nach Möglichkeit mit Pflanzenöl zubereitet, zum Beispiel mit hochwertigem Olivenöl. Süßes so wenig wie möglich (das gilt vor allem auch für die ganzen Cola- und Limonadengetränke). Und als Nachspeise am besten frisches Obst.

– *Was haben Sie gegen eine Tiefkühlpizza?*

Ich habe im Grunde etwas gegen jede Art von Industrienahrung. Ich denke, man kann ungestraft behaupten, dass in diesen Großlabors Lebensmittel hergestellt werden, die nicht unbedingt zur Verbesserung unserer Gesundheit, sondern zur Verbesserung der Gewinne der jeweiligen Produzenten bestimmt sind. Wenn man sich die Zutatenliste anschaut, enthalten solche Produkte (abgesehen von den oft nicht besonders wertvollen Grundsubstanzen) meist nicht nur zu viel Fett, Salz und/oder Zucker, sondern auch jede Menge Konservierungs- und Verdickungsmittel sowie vor allem Geschmacksverstärker. Also reine Chemie, die unser armes Immunsystem im Körper wieder einfangen und entsorgen muss. Das gilt selbstverständlich auch für die neuesten Errungenschaften der Nahrungsmittelindustrie, nämlich künstliches »Fleisch« für die Menschen, die glauben, sich und der Natur einen Gefallen zu tun, wenn sie sich jetzt als Veganer bewähren.

– *Was stört Sie denn an einer veganen Ernährung?*
Dass es dabei – im Gegensatz zu einer vegetarischen Ernährung, die gesund und unproblematisch ist – sehr leicht zu üblen Mangelzuständen im Körper kommen kann. Dass man deshalb ständig den Vitamin- und Mineraliengehalt des Blutes kontrollieren und die fehlenden Substanzen durch Nahrungsergänzungsmittel zuführen muss. Besonders ein Defizit an Vitamin B12 kann zu schweren geistigen Störungen, ein Mangel an Kalzium (es sind Veganern ja auch Produkte wie Käse, Milch oder Joghurt verboten) zu Osteoporose führen. Immerhin sind sich alle Ärzte einig in ihrer Warnung, Kinder oder Jugendliche auf diese Weise zu ernähren.

Aber freuen wir uns an der Vielfalt der natürlichen Produkte, die es überall bei uns zu kaufen gibt, und ermuntern wir ältere Menschen, ihre Art der Ernährung zu überprüfen. Denn es hat sich herausgestellt, dass gerade bei Älteren die ausreichende Zufuhr von natürlichen Vitaminen, Mineralien und vor allem eben auch Eiweiß dafür sorgt, dass es nicht zu dem gefürchteten Muskelschwund – zur *Sarkopenie* – kommt, der, wie schon erwähnt, oft den Anfang der Gebrechlichkeit bedeutet.

– Sie wollten doch noch etwas zum Übergewicht sagen.

Richtig. Wir haben uns inzwischen ja weitgehend darauf geeinigt, dass wir Körper nicht mehr nach ihrer Schönheit oder ihren Idealmaßen beurteilen wollen. Und dass Hinweise auf »zu dick!« oder auf sonstige Defizite ungehörig und deshalb zu vermeiden sind.

Dennoch muss man sich ernsthafte Gedanken zu stärkerem Übergewicht machen. Nicht, weil es sich auch um ein ästhetisches Problem handelt – und oft mit entsprechenden seelischen Folgen –, sondern weil stärkeres Übergewicht, *Adipositas*, inzwischen als eine ernste chronische Krankheit gilt. Und weil man wissenschaftlich eindeutig festgestellt hat, dass nicht nur die Gelenke unter Übergewicht leiden, sondern dass die überschüssige Fettsubstanz Hormone produziert, die Entzündungen im Körper hervorrufen. Dadurch können Diabetes Typ 2, Veränderungen in den Blutgefäßen – *Arteriosklerose* –, also auch Durchblutungsstörungen von Herz und Gehirn, und bestimmte Krebserkrankungen ausgelöst werden.

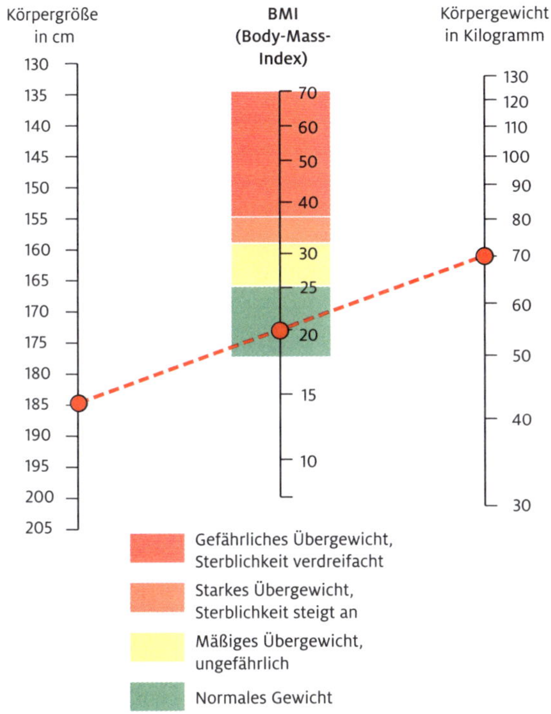

Wer einen Body-Mass-Index (BMI) über 30 hat, gilt als adipös.* Wenn bereits eine Krankheit, zum Beispiel Diabetes oder hoher Blutdruck, besteht, ist schon ein BMI über 27 zu hoch.

Die Konsequenz: Bei einem zu hohen BMI sollte man unbedingt abnehmen. Und zwar gaaaanz laaaangsam. Ein Kilo

* Body-Mass-Index: Gewicht (in Kilogramm) geteilt durch das Quadrat der Körpergröße (in Metern)

im Monat ist genug. Denn jede Diät, die auf raschem Abnehmen durch vorübergehende starke Kalorienreduktion beruht, löst im Körperstoffwechsel den »Hunger-Modus« aus. Er bewirkt, dass auch die kleinste Energiezufuhr verwertet wird. Das heißt, dass man nach einer Crashdiät sofort wieder zunimmt, auch wenn man sich dann bewusst und vorsichtig ernährt – der berüchtigte Jo-Jo-Effekt. Und da dieser Hunger-Modus oft über ein Jahr lang anhält, ist man danach dicker als vorher.

Bewegung, Bewegung

Regelmäßige körperliche Aktivität gilt als die wichtigste – ich wiederhole: die wichtigste! – Voraussetzung für ein erfolgreiches, gesundes Altern. Das hat zum einen mit der besseren Durchblutung und damit der optimalen Sauerstoffversorgung aller Organe, vor allem auch des Gehirns zu tun. Muskeln, Gelenke, Herz und Lunge freuen sich über jedes zusätzliche Sauerstoffmolekül, das die roten Blutkörperchen zu ihnen bringen. Besonders aber die Hirnzellen mit ihrem hohen Sauerstoffbedarf stellen dann vermehrt Glückshormone und die so wichtigen Transmitterstoffe – *Serotonin, Dopamin, Acetylcholin* – her, die sie zu ihrer gegenseitigen Verständigung dringend brauchen. Und: Die Zellen bleiben dadurch eher jung, aufmerksam und bereit für Verwandlungen. Ausreichende Bewegung verhindert aber auch das Nachlassen der Muskelkraft, schützt vor Osteoporose durch Stärkung der Knochen,

Diäten machen dick – alle!

Das ist neu: Medikamente zum Abnehmen

Es gibt seit zwei Jahren erstmals Medikamente, die sich als hochwirksam zum Abnehmen bei – so jedenfalls der heutige Stand – nur sehr geringen Nebenwirkungen erwiesen haben. Es sind Wirkstoffe, die gewisse Darmhormone nachahmen und die einen ausgeprägten Sättigungseffekt bewirken. Die Mittel werden schon seit Jahren in der Diabetestherapie eingesetzt, erregten aber Aufsehen, als sich herausstellte, dass sie nicht nur den Zuckerstoffwechsel, sondern auch das Gewicht der Patienten beeinflussen. Die Wirkstoffe heißen *Semaglutid*, beziehungsweise *Tirzepatid** und müssen derzeit einmal pro Woche unter die Haut gespritzt werden. Demnächst sollen auch entsprechende Tabletten verfügbar sein. Wie auch in den nächsten Jahren mit Sicherheit viele ähnliche Mittel auf den Markt kommen werden, nachdem diese Substanzen der Pharmaindustrie schon jetzt einen Riesenerfolg gebracht haben. Die Krankenkassen bezahlen die Mittel (noch?) nicht. Und in jedem Fall sollte man sich vorher mit dem Hausarzt bzw. der -ärztin beraten.

Interessant ist, dass durch die Wirksamkeit dieser Medikamente deutlich wurde, dass starkes Übergewicht im Grunde eine »Erkrankung des Gehirns« ist. So beschreiben es jedenfalls die entsprechenden Forscher.** Dort, nämlich im *Hypothalamus*, dessen Zellen ja die meisten unbewussten Körperfunktionen regeln, werden bestimmte Hormone aus dem Magen oder Darm – und wohl

* Handelsnamen Ozempic, Wegovy bzw. Mounjaro

** Prof. Dr. Matthias Tschöp, Helmholtz Zentrum München

auch die neuen Mittel – bewertet, und dort entscheidet sich, ob wir das Signal »hungrig« oder »satt« bekommen. Selbstverständlich sollte auch der Lebensstil – Essgewohnheiten, Bewegung, Schlaf – verbessert werden, wenn unter diesen Medikamenten eine erfolgreiche dauerhafte Gewichtsabnahme erfolgen soll. Nur: Die Umstellung fällt einem dabei eben nicht mehr so schwer.

sorgt für geschmeidige Gelenke, für eine gute Verdauung und für besseren Schlaf.

Die Ärzte erklären, dass ungefähr hundertfünfzig bis zweihundert Minuten in der Woche schon eine deutliche positive Wirkung haben – also ungefähr eine halbe Stunde täglich. Ob Sie die im Fitnessstudio, auf dem Fahrrad oder zu Fuß bei schönen Spaziergängen absolvieren, hängt von Ihren Vorlieben, den örtlichen Möglichkeiten, von Ihrem Alter und körperlichen Zustand ab. Auch Yoga, Aqua-Gymnastik, Qigong, und wie die Heilgymnastikarten alle heißen, tragen zur körperlichen und seelischen Gesundheit bei. Selbstverständlich ist es einfacher, sich an gute Vorsätze zu halten, wenn man dabei nicht alleine ist, sondern sich mit anderen verabredet. Es hat sich übrigens herausgestellt, dass der bloße Aufenthalt in der Natur eine zusätzliche positive Wirkung auf unseren Körper und vor allem auf unsere Seele hat.

Bei körperlicher Bewegung erzeugen unsere Gehirnzellen viele Glückshormone

(Ich werde übrigens täglich von einem guten Freund, meinem lieben Hund Paco, einem Welsh Corgi, ermahnt: Komm – los jetzt – zieh dir deine anderen Schuhe an – vergiss die Leckerlis nicht! Und so laufen wir bei jedem Wetter circa fünfundvierzig Minuten durch Wiesen und Wald.)

Sie sollten auch bei einer vorwiegend sitzenden Tätigkeit oder beim Fernsehen ungefähr jede Stunde einmal aufstehen und kurz herumlaufen. Nicht nur Ihr Kreislauf profitiert davon, sondern auch die Wirbelsäule und die Hüft- und Kniegelenke. Sie wissen, dass unsere Knochen, die in den Gelenken zueinander bewegt werden, von einer Knorpelschicht überzogen sind. Diese Knorpel enthalten keine Blutgefäße, sondern bekommen ihre Nährstoffe durch die jeweilige Gelenkflüssigkeit. Bei jedem Schritt, bei jeder Bewegung – aber eben nur dann – wird diese Flüssigkeit wie in einen Schwamm in die Knorpelzellen gepresst.

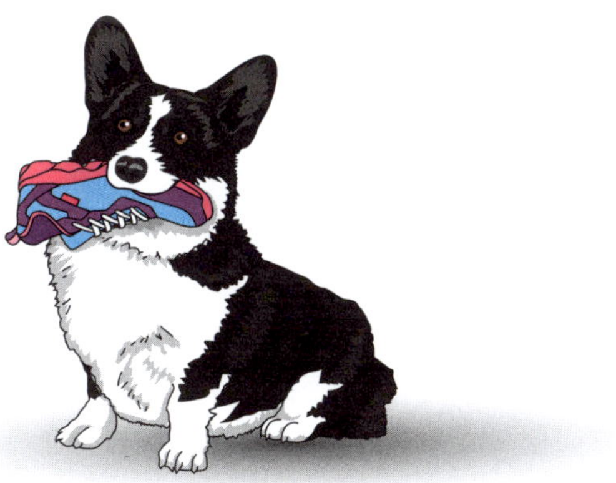

Gut schlafen – wie mache ich das?

Wir brauchen Schlaf, um unseren Gehirnzellen die Möglichkeit zu geben, Ordnung in unsere Erlebnisse des Tages zu bringen, und um die Energien wieder aufzuladen, die wir tagsüber verbraucht haben. Das heißt, dass unser Stoffwechsel, also auch unser allgemeiner Energieverbrauch, im Schlaf heruntergefahren wird. Das gilt allerdings nicht für die Gehirntätigkeit, vor allem nicht für die Abschnitte des Schlafs, in denen wir intensiv träumen, also in den REM-Phasen (= Rapid Eye Movement). Die werden so genannt, weil dabei die Augen hinter den Lidern hin und her rollen, während der Körper vollkommen entspannt ist. In diesen Zeitabschnitten müssen unsere grauen Zellen besonders viel arbeiten. Zum einen, um, wie gesagt, all die neuen Informationen zu sortieren und ins Gedächtnis zu schaffen, zum anderen, um unsere Träume zu erfinden. Träume gelten als »Erlebnisse«, als eine »besondere Form des Bewusstseins«. Allerdings weiß man immer noch nicht genau, wie sie überhaupt zustande kommen, was sie uns sagen wollen und wie wichtig sie für unsere seelische Gesundheit sind. Es gibt Menschen – zu denen ich gehöre –, die sich tagsüber gelassen, oft heiter, weitgehend angstfrei fühlen, deren Träume aber meist finster sind oder sich bedrohlich um ungelöste oder unbewusste Probleme drehen. Albträume eben. Beim Aufwachen flattern diese bösen Träume dann lächelnd davon …

Aber zurück in die Realität: Guter, ausreichender Schlaf

ist für alle Körperzellen, vor allem aber für das Gehirn und das Immunsystem von großer Bedeutung. Das gilt gerade auch für ältere Menschen, die oft über Einschlaf- und Durchschlafstörungen klagen. Natürlich kennen Sie all die guten Ratschläge, die man bei derartigen Problemen empfiehlt: möglichst keine zu schweren, zu späten Mahlzeiten – keinen Kaffee, schwarzen Tee oder Energydrinks ab dem frühen Nachmittag – nicht zu viel Alkohol – keine Horrorfilme oder andere Angst machenden Sendungen am Abend – kein Fernsehen, Handy, Radio im Schlafzimmer – möglichst keinen (oder nur sehr gedämpften) Lärm – möglichst kühle, frische Luft – und so weiter. Man sollte auch an ein Schlafapnoe-Syndrom denken, eine Krankheit, bei der es in der Nacht vielfach zum Aussetzen der Atmung kommt und die eine starke Tagesmüdigkeit verursacht.

Die häufigsten Ursachen für Schlafstörungen, nämlich Stress, Ärger, Ängste oder andere seelische Probleme des Tages sind wohl am schwierigsten zu bekämpfen. Natürlich gibt es Techniken, um die schlimmsten Gedanken in den

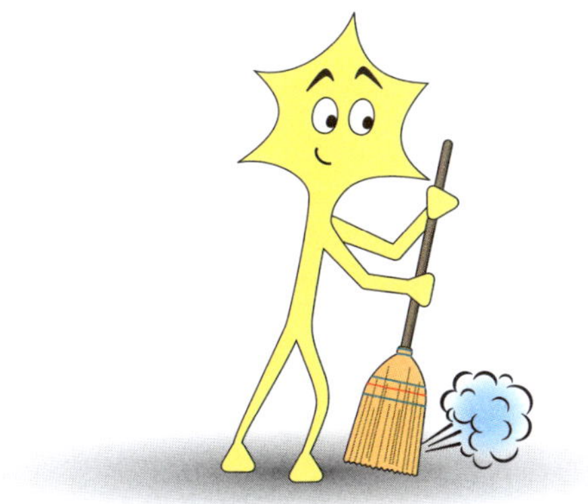

Hintergrund des Bewusstseins zu verbannen, Techniken, die man bei Psychologen oder Psychotherapeuten lernen kann, zum Beispiel autogenes Training, progressive Muskelentspannung oder die sehr wirksame kognitive Verhaltenstherapie.

– *Was halten Sie von Schlafmitteln? Also von Medikamenten?* Gegen natürliche oder pflanzliche Mittel ist nichts einzuwenden. Das oft angepriesene *Melatonin* entspricht in etwa dem Melatonin, das wir selbst bei Einbruch der Dunkelheit in bestimmten Hirnzellen produzieren und das vor allem das Einschlafen erleichtert. Auch *Lavendel, Baldrian, Melisse* oder Extrakte der *Passionsblume* haben eine beruhigende Wirkung. Dringend warnen muss man allerdings vor den chemischen Schlafmitteln. Gut, es gibt sicher einmal Situationen von besonderer Unruhe oder Trauer, bei denen sie kurzfristig eingesetzt werden können, damit jemand überhaupt zum Schlafen kommt. Sonst aber besteht zum einen das Problem, sehr rasch abhängig zu werden. Zum anderen, dass die Mittel gerade bei älteren Menschen nicht rechtzeitig im Körper abgebaut werden, sodass die Wirkung auch noch am Morgen und Vormittag bestehen kann. Das bedeutet eine echte Gefahr, weil man vielleicht noch etwas benommen ist und womöglich auf dem Weg ins Badezimmer stürzt.

Wenn die Schlafstörungen nicht nur vorübergehend auftreten, sollte man sich vom Hausarzt in ein Schlaflabor überweisen lassen. Die Überwachung dort zeigt den Ärzten an, ob das »normale« Schlafmuster, also die vier- bis fünfmalige Abfolge: Tiefschlaf → leichter Schlaf → Traumschlaf noch zuverlässig eintritt. Die Fachärzte dort haben auch die Möglichkeit, bei Problemen entsprechende Therapien anzuregen und eventuell zu vermitteln.

Also: nur Mut! Lassen Sie sich beraten, wenn Sie unter Schlafstörungen leiden.

Über den starken Einfluss, den seelische Probleme – zum Beispiel Einsamkeit – auf unsere Gehirnzellen haben, werden wir später noch sprechen (siehe Kapitel 8, ab Seite 113). Zunächst soll es um die Gefahren von Schlaganfall und Demenz gehen.

Kapitel 6

Kann man Schlaganfall und Demenz verhindern?

Zur Beantwortung dieser Frage müssen wir uns zunächst mit unseren fabelhaften Blutgefäßen beschäftigen. Unsere Arterien und Venen, die in vierundzwanzig Stunden sieben- bis achttausend Liter Blut zu allen Organen und wieder zurück zum Herzen leiten, sind für diese Aufgabe bestens ausgestattet. Sie bestehen nämlich aus einer festen Außenhaut, einer elastischen Muskelschicht (mit den dazugehörenden Nerven) und einer spiegelglatten Innenschicht, an der das Blut und alle seine Zellen mühelos entlanggleiten können. Jedenfalls solange diese Innenschicht – das *Endothel* – gesund und nicht von *Arteriosklerose* verändert ist. Unser Gehirn bildet übrigens bei der Durchblutung eine Ausnahme. Es wiegt zwar nur zwei Prozent der Körpermasse, verbraucht aber bis zu zwanzig Prozent der gesamten Energiemenge! Um diesen großen Sauerstoff- und Nährstoffbedarf zu sichern, werden seine Zellen von hundert Milliarden winzigster Blutgefäße (»Kapillargefäße«) versorgt, die, aneinandergereiht, eine Gesamtstrecke von etwa sechshundert Kilometern ergeben würden.

– Was?! Das ist doch Unsinn.

Kein Unsinn. Haben Wissenschaftler ausgerechnet. Außerdem besitzen diese Hirnarterien noch eine weitere Besonderheit: Die Zellen, die ihre Innenhaut bilden, pressen sich viel enger aneinander als in den übrigen Arterien des Körpers. Dadurch entsteht die sogenannte *Blut-Hirn-Schranke,* die es vielen Stoffen, vor allem Schadstoffen und Krankheitserregern, schwer oder sogar unmöglich macht, in das Gehirn einzudringen. Das ist ein wunderbarer Mechanismus, der unsere großartigen Gehirnzellen schützt.

Leider, leider sind Menschen aber oft unvernünftig. Sie rauchen, essen zu fett, zu süß, bewegen sich nicht genug, bekämpfen weder ihren zu hohen Blutdruck noch das zu hohe Cholesterin, trinken zu viel Alkohol, sorgen bei Diabetes nicht für eine optimale Einstellung – tun, mit einem Wort, wenig, um eine fatale Entwicklung zu verhindern: die **Arteriosklerose**. Damit besteht die Gefahr, dass die glatte Innenhaut der Gefäße rau wird, dass sich dann Blutplättchen und Fetttropfen anlegen und so die berüchtigten *Plaques* entstehen. Das sind Ablagerungen, die das Gefäß mehr und mehr

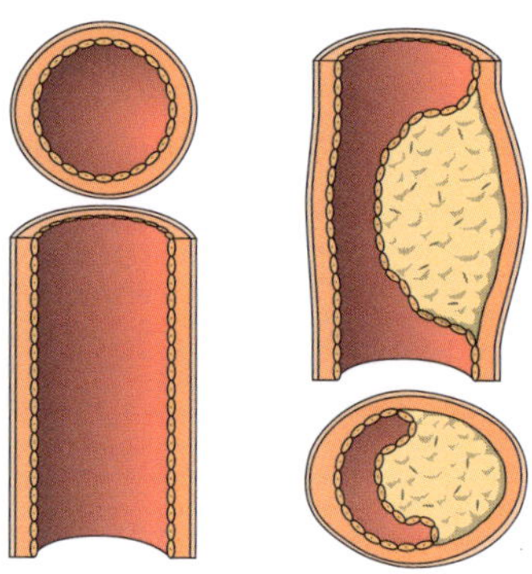

Im Gegensatz zu den spiegelglatten Innenflächen eines gesunden Blutgefäßes bilden sich bei Arteriosklerose zunächst kleinere, dann größere Unregelmäßigkeiten, sogenannte Plaques, in den Arterien, die eine schwere Durchblutungsstörung verursachen können.

»Time is Brain«. Beim geringsten Verdacht auf einen Schlaganfall – plötzliche Sprachstörungen, Sehstörungen, kurzfristige Lähmungen oder sonstige Auffälligkeiten, selbst wenn sie wieder verschwinden – SOFORT die 112 anrufen! Nur in den ersten Stunden kann man eine Durchblutungsstörung in der Spezialabteilung eines Krankenhauses oft noch rückgängig machen, indem man das Gerinnsel auflöst oder, in größeren Gefäßen, mit einem Katheter herauszieht.

einengen oder die sich irgendwann lösen und die Arterie an anderer Stelle ganz verschließen.

Für das Herz bedeutet dies dann möglicherweise den Verschluss eines Kranzgefäßes mit der Folge Herzinfarkt; für das Gehirn besteht die Gefahr eines Schlaganfalls, also einer schweren Durchblutungsstörung. Dabei kann entweder eine der größeren Halsarterien oder ein Gefäß im Inneren des Kopfes betroffen sein. (Die das Gehirn versorgenden Halsarterien kann man gut mittels Ultraschall beurteilen – und eventuelle Engstellen rechtzeitig per Katheter oder Operation beseitigen!) Gefahr besteht auch bei ständig zu hohem Blutdruck, der eine Blutung im Gehirn verursachen kann, sowie bei bestimmten Rhythmusstörungen des Herzens, dem *Vorhofflimmern*, bei dem sich Gerinnsel im Herz bilden, die dann ins Gehirn geschwemmt werden. Dort können sie ebenfalls einen Schlaganfall auslösen.

Es muss aber gar nicht zu einem solch dramatischen Ereignis kommen. Auch die Veränderung vieler kleiner Hirnarterien durch eine allgemeine Arteriosklerose behindert im Lauf der Zeit die normale Blutversorgung. So kann ein sogenanntes »Multi-Infarkt-Syndrom« entstehen – das Absterben von Zellgruppen –, das man dann auch in Kernspinaufnahmen als viele kleine weiße Flecken in den unterschiedlichen Hirnbereichen sehen kann.

– Und dann ist man dement?

Nein. Zunächst wird man nur gewisse Einschränkungen im Denken oder im Gedächtnis spüren, Freunde oder die Familie bemerken vielleicht eine gewisse Persönlichkeitsveränderung. Aber Sie haben recht: Daraus kann eine **Vaskuläre*** **Demenz** entstehen, die zu einem Verlust der geistigen und später auch der körperlichen Fähigkeiten führt. Diese Art der Demenz ist nicht so häufig wie die Alzheimer-Krankheit – und man kann mit Medikamenten, die die Durchblutung fördern, oft noch vieles wieder verbessern oder aufhalten.

– Und was genau ist Alzheimer?

Um diese leider so häufige Erkrankung zu beschreiben, muss ich etwas weiter ausholen.

Die **Alzheimer-Demenz**, benannt nach dem Arzt, der sie als Erster beschrieb, ist nach wie vor ziemlich rätselhaft. Rätselhaft, weil man noch immer keine sicheren Ursachen kennt,

---

* Vaskulär = durch veränderte Blutgefäße entstanden

obwohl die ganze Welt seit Jahrzehnten daran forscht. Was man bis heute weiß, ist Folgendes: Im Gehirn der Erkrankten finden sich vermehrt bestimmte Eiweißablagerungen – sogenanntes *Beta-Amyloid* –, die sich zwischen den Zellen anhäufen und die so wichtigen Verbindungen zu anderen Zellen behindern, sodass sie nicht mehr miteinander kommunizieren können. Mit der Zeit bringen sie die Zellen dann zum Absterben. Es beginnt am Anfang meistens in den Regionen, die zuständig für Gedächtnis und Erinnerung sind, bevor dann im Lauf von Monaten und Jahren auch andere Gehirnstrukturen mehr und mehr betroffen sind. Zusätzlich bilden sich innerhalb der Gehirnzellen andere Eiweiße, die *Tau-Fibrillen*, fadenförmige Proteine, die sich nach und nach verklumpen und so ebenfalls die Zellen abtöten. Man weiß ferner, dass die Krankheit in den allermeisten Fällen ältere Menschen betrifft. Es gibt aber Familien, in denen sie öfter und auch in jüngeren Jahren vorkommt – man kann dadurch manchmal genetische Ursachen nachweisen. In den meisten Fällen lassen sich allerdings keine derartigen erblichen Belastungen finden.

Was die Sache noch verwirrender macht, sind die nicht so seltenen Fälle, in denen nach dem Tod einer Person im Gehirn solche Ansammlungen von Beta-Amyloid gefunden wurden, obwohl der oder die im hohen Alter Verstorbene bis zuletzt keine Anzeichen von Demenz zeigte, sondern glasklar denken konnte.

Einige Wissenschaftler vermuten, dass diese Vermehrung von Beta-Amyloid-Eiweiß eine Reaktion auf eine noch nicht erkannte Entzündung der Hirnzellen oder womöglich auf eine bakterielle oder virale Infektion sein könnte, aber das ist eben auch noch nicht sicher.

Gibt es dazu schon Fragen?

– *Kann man denn überhaupt etwas gegen Alzheimer tun?*
Die gute Nachricht ist: ja, man kann! Als Erstes sollte man Risikofaktoren möglichst beseitigen. Als Risiko gelten – neben dem Alter und der genetischen Belastung – Faktoren, über die wir schon in anderen Zusammenhängen gesprochen haben: hoher Blutdruck, zu hohe Cholesterinwerte, Diabetes, Rauchen, aber auch vorangegangene Gehirnverletzungen (zum Beispiel durch Boxen!). Ein weiteres hohes Risiko scheint Schwerhörigkeit im Alter zu sein, die, falls sie nicht durch die hervorragenden modernen Hörgeräte behandelt wird, zur Vereinsamung der Betroffenen führt. Das wichtigste Mittel gegen Alzheimer, sagt die Neurowissenschaft, ist lebenslange geistige Aktivität – und zwar möglichst von Jugend an. Man vermutet, dass dadurch eine viel größere Zahl von Hirnzellen programmiert wird und dass eine sogenannte »kognitive Reserve« entsteht, die dann an die Stelle bereits abgestorbener Zellen tritt.

Darüber hinaus sollte man sich viel mit anderen Menschen austauschen, also Einsamkeit bekämpfen, und vor allem körperlich aktiv bleiben – alles Dinge, von denen wir wissen, dass sie nicht nur unsere Nervenzellen jung erhalten, sondern die Entstehung neuer Nervenzellen im Alter anregen. Inzwischen hat die Wissenschaft bereits Medikamente entwi-

Lebenslanges Lernen gilt auch als Schutz vor Alzheimer

ckelt, die die Krankheit zwar noch nicht heilen können, die aber den Verlauf, also die allmähliche Eintrübung des Geistes und den Verlust der Erinnerung verlangsamen. Dazu gehören Substanzen, die die Verbindungen zwischen den Nervenzellen unterstützen (sogenannte *Cholinesterasehemmer*), oder aber künstliche Antikörper (mit so schwierigen Namen wie *Lecanemab* oder *Donanemab*), die die Eiweißansammlungen zwischen den Gehirnzellen abbauen, vor allem, wenn man sie frühzeitig einsetzt. Was bis zu diesem Zeitpunkt an Gedächtnis verloren ging, kann allerdings nicht mehr ersetzt werden. Und bis jetzt verzögern sie den geistigen und körperlichen Abbau nur um Monate. Aber die Forscher sprechen von »zarter Hoffnung« und sind zuversichtlich, dass man in den nächsten Jahren wirksamere Mittel entwickeln wird.

Man sollte noch andere mögliche, wenn auch seltene Ursachen für Demenz erwähnen: eine starke Unterfunktion der Schilddrüse; Mangel an bestimmten Vitaminen, zum Beispiel von Vitamin B12; übermäßiger Alkoholgenuss oder Drogenmissbrauch. Eine Unterscheidung all dieser möglichen Ursachen ist von extremer Wichtigkeit, weil es bei einigen dieser krankhaften Zustände Behandlungsmöglichkeiten oder sogar Heilung gibt.

Ich möchte aber in diesem Zusammenhang noch etwas Grundsätzliches über Demenz und den Umgang mit geistig behinderten Menschen sagen. Ich habe vor mehreren Jahren zusammen mit einer Musikgruppe von derart behinderten Jugendlichen – die meisten mit Down-Syndrom – eine Fernsehsendung gemacht. An die Tage, an denen wir zusammen arbeiteten, probten, denke ich mit großer Freude zurück. Nicht nur, weil die jungen Musiker mit einer unglaublichen Begeisterung bei der Sache waren, sondern weil sie mich etwas lehrten, was ich nie wieder vergessen habe: Sie konnten die Welt nicht mit ihrem Verstand erfassen, das war klar. Aber sie haben die Welt mit ihren Sinnen erfasst und mit ihren Gefühlen. Und da stellte sich heraus, dass diese ihre Welt mindestens so vielfältig, farbig und beeindruckend war wie die, die wir kennen. Der Schriftsteller Thomas Vašek schrieb – ebenfalls vor mehreren Jahren – einen langen Essay in der ZEIT: »Die Alzheimerkrankheit rührt auch an unser Menschenbild, das sich einseitig am kognitiven Leistungsvermögen orientiert: Wer geistig nicht mehr folgen, wer nicht mehr sinnvoll kommunizieren kann, der droht aus der menschlichen Gemeinschaft herauszufallen. (…) Dabei hat die Wissenschaft gerade erst begonnen, das persönliche Erleben von Demenzkranken zu erforschen – ihre Ängste, ihre Freuden, ihren Blick auf die Welt.«[4] Und der bekannte Gerontologe Andreas Kruse, der ebenfalls über die Innenwelt von Demenzkranken forscht, sagt: »Auch schwerst demenzkranke Menschen verfügen über ein höchst differenziertes emotionales Erleben.« Wenn wir Alzheimer-Patienten betreuen, dann müssen wir in ihre Welt eintauchen, die sich, zugegeben, immer mehr verengt, vielleicht verdüstert, vielleicht irgendwann ganz verschwindet. Wir sollten es als selbstverständlich ansehen – das müssen wir wahrscheinlich erst noch lernen –, dass jeder Mensch, auch der, dessen intellektuelle Fähigkeiten verloren sind, eine Würde hat und dass es gilt, diese Würde zu verteidigen. Würde kann ich aber nicht verteidigen, wenn die Heime nicht menschen-würdig sind, wenn das Personal zu knapp, zu wenig geschult und zu schlecht bezahlt ist. Ich brauche nicht die Bergpredigt zu zitieren, in der den »Armen im Geist« das Himmelreich versprochen wird. Ich möchte nur ganz zaghaft daran erinnern, dass jeder von uns in seinem Leben eine Art Sinnsuche betreibt. Die Wissenschaft hat uns gelehrt, dass auch Menschen mit Demenz nach wie vor auf dieser Sinnsuche sind.

Kapitel 7

Schmerzen – und wie man sie behandelt

»Diese verfluchten Nerven!« – Wie oft stoßen wir diesen Seufzer aus, wenn wieder einmal der Rücken, das Knie oder ein Zahn schmerzt. Obwohl wir eigentlich wissen, dass uns unser Körper damit ein gut gemeintes Warnzeichen gibt, dass etwas nicht stimmt und wir uns darum kümmern sollten.

Schmerzen sind also wichtig. Auch wenn sie manchmal wie ein schwarzer Schatten über dem Leben liegen, wenn sie Depressionen, den Verlust der Lebensfreude verursachen – wenn nämlich aus akuten Beschwerden eine chronische Krankheit geworden ist.

Nehmen wir also unsere Schmerzsignale ernst. Gleichzeitig sollten wir uns darüber im Klaren sein, dass Schmerzen ein vielschichtiges, nicht immer präzise zu definierendes Phänomen sind.

Zunächst scheint alles einfach zu sein: Ich verletze mich an der Hand. Die sensiblen Nerven in der Haut und in den Muskeln melden: Alarm! Verletzung! Die Information wird weitergeleitet zum Rückenmark, dort in Bruchteilen von Sekunden übertragen an andere Nerven, die das Geschehen im Gehirn melden. Von dort gelangt die Information zur Bewusstseinsebene und ins Schmerzzentrum, sodass ich die Verletzung heftig spüre – und dann alles tun kann, um sie zu behandeln. So weit, so verständlich. Wobei es immer darauf ankommt, ob die Nerven einen Schaden melden oder ob sie selbst Schaden genommen haben: Die Therapie ist jeweils eine andere.

Inzwischen aber hat man auch den Schmerz an sich als etwas Rätselhaftes erkannt. Nämlich als ein Signal, das auf sehr unterschiedliche Weise wahrgenommen wird. Es gibt viele Dokumentationen, die davon berichten, dass Soldaten im Krieg schwerste Verletzungen erlitten, ohne überhaupt etwas zu spüren. Erst als sie in Sicherheit waren und als sich Ärzte um sie bemühten, setzte die Schmerzwahrnehmung ein. Oder denken wir an den Placeboeffekt: Ein Scheinmedikament wird dem Patienten als wirkungsvolles Mittel geschildert – und siehe da: Seine Schmerzen lassen spürbar nach. Das heißt, es gibt viele Beweise dafür, dass Schmerz beeinflussbar ist und durch das Bewusstsein, aber auch unbewusst gesteuert werden kann. Und, wie wir wissen, manchmal sogar als Lust empfunden wird.

In der Vielfalt der Schmerzwahrnehmung und -verarbeitung spielt auch die Tatsache eine Rolle, dass wir selbst im Gehirn Substanzen herstellen, die eine dem Morphium ähnliche, also eine schmerzunterdrückende Wirkung haben: die *Endorphine.* Andererseits hat unser Gehirn die fatale Eigenschaft, einen länger, also über Wochen oder Monate, anhaltenden Schmerz nicht mehr loslassen zu können, sodass er zum »Schmerzgedächtnis«, zu einem chronischen Leiden wird. Und das, obwohl die eigentliche Ursache vielleicht längst behoben oder verheilt ist. Das bedeutet natürlich, dass wir alles tun sollten, um diese Chronifizierung zu verhindern.

– Das ist aber jetzt schon sehr kompliziert …

Stimmt. Aber es erklärt, warum die Medizinhochschulen seit einigen Jahren – endlich! – Schmerzbehandlung als festen Teil des Medizinstudiums eingeführt haben. Warum sie spezielle Schmerzexperten und -expertinnen ausbilden, sodass fast überall Schmerzzentren entstehen. Und warum wir in vielen Fällen eine chronische Schmerzkrankheit nur »multimodal«, das heißt durch das Zusammenwirken von Ärzten, Psychologen, Physiotherapeuten und den Patienten selbst heilen können.

Ich war mehrere Jahre lang Präsidentin der Deutschen Schmerzliga und habe dabei viel gelernt. Zum Beispiel, dass Schmerz eben nicht gleich Schmerz ist, sondern dass man die vielfältigen Beschwerden – Migräne, Rückenschmerzen, Neuralgien nach Gürtelrose usw. – jeweils ganz unterschiedlich behandeln muss. Wir können uns im Rahmen dieses Kapitels selbstverständlich nicht mit all diesen Leiden beschäftigen, aber zumindest mit den häufigsten.

– Ich habe oft Schmerzen im Rücken. Was bedeutet das?

Rückenschmerzen

Da geht es Ihnen leider wie sehr vielen Menschen. Rückenschmerzen gelten als Volkskrankheit. Ihre jeweiligen Ursachen sind sehr unterschiedlich und oft schwierig zu erkennen – und damit wird auch die Therapie manchmal zu einem

Geduldsspiel. Das Wichtigste bei Problemen mit dem Rücken ist die Behandlung durch einen Arzt, der sich die Mühe macht, vor allem zunächst eine eindeutige Diagnose zu stellen. Das bedeutet, dass am Anfang eine gründliche körperliche Untersuchung stattfinden sollte: mit Ausziehen bis auf die Unterhose, Prüfung der Statik von der Halswirbelsäule über das Becken bis zu den Füßen, Beurteilung der Spannung in der Muskulatur, der Art zu gehen und sich zu bewegen, Klopfempfindlichkeit der Wirbelsäule und eventuelle Schonhaltungen. Erst dann wird der erfahrene Arzt entscheiden, ob er auch noch ein Röntgenbild oder eine Kernspinaufnahme braucht – vor allem, wenn er den Verdacht auf ein akutes Ereignis hat, zum Beispiel auf einen *Wirbelbruch bei Osteoporose* oder auf einen *Bandscheibenvorfall.*

Wenn er ein toller Arzt ist, wird er aber davor noch nach den allgemeinen Lebensumständen des Patienten und nach möglichen Stressfaktoren fragen.

– Warum denn das?

Weil in den allermeisten Fällen die Ursache von Rückenschmerzen chronisch verspannte Muskeln sind. Und weil diese Verspannungen sehr oft seelische Spannungen ausdrücken – zum Beispiel bei ständigem Ärger mit dem Chef oder bei Ängsten oder Depressionen.

– Und was passiert in einem solchen Fall?

Man wird gemeinsam versuchen, die Ursachen der Verspannungen abzustellen. Dabei spielt dann die schon erwähnte kombinierte Behandlung eine große Rolle: zunächst muskelentspannende Medikamente, Heilgymnastik (anfangs unter Anleitung durch einen Physiotherapeuten), vielleicht auch Akupunktur, wenn nötig psychische Unterstützung, zum Beispiel durch kognitive Verhaltenstherapie.

Ganz wichtig: Was NICHT hilft sind Bettruhe, Schonung, Bewegungsmangel.

Die Behandlung ist selbstverständlich eine andere, wenn es sich um einen Bandscheibenvorfall handelt (der gegen die Nervenstränge im Wirbelkanal drückt), um die Verletzung eines Wirbels oder um eine Verengung des Kanals (eine sogenannte *Spinalkanalstenose*). Das können wir hier aber nicht im Detail erläutern. Übrigens: Auch Erkrankungen anderer Organe wie Lunge, Nieren und sogar Herz können sich als Rückenschmerzen äußern!

Aber wir sollten vielleicht noch erwähnen, was wir alle tun können, um auch beim Älterwerden keine Probleme mit dem Rücken zu bekommen: Übergewicht abbauen; regelmäßige Bewegung oder Sport; bei sitzender Tätigkeit für gute Sitzmöbel sorgen und zwischendurch oft aufstehen; Heben und Tragen möglichst körpernah; seelische Probleme nicht ignorieren oder verdrängen, sondern nach Möglichkeit abstellen.

– Aha. Danke. Das werde ich mir merken.

Kopfschmerzen

Spezialisten haben festgestellt, dass es über hundert unterschiedliche Arten von Kopfschmerzen gibt. Die wichtigsten, weil häufigsten, sind selbstverständlich die **Migräne** und der **Spannungskopfschmerz.** Sie gehören zu den »primären« Kopfschmerzen (bei denen man keine andere Ursache erkennen kann) im Gegensatz zu den »sekundären«, die Anzeichen für andere krankhafte Vorgänge im Gehirn sind wie Tumore, Entzündungen oder die Veränderung von Blutgefäßen. Auch der **Medikamentenkopfschmerz,** der durch die zu häufige Einnahme von Schmerzmitteln entsteht, gehört zu diesen sekundären Kopfschmerzen. Darüber gleich mehr.

Beginnen wir bei der Migräne. Es heißt, jeder achte Mensch leidet bei uns an dieser chronischen Krankheit, die oft bereits Kinder trifft und die, bei häufigen Attacken, also als »chronische« Migräne, die Lebensfreude der Betroffenen stark einschränken kann.

Migräne ist eine neurovaskuläre Krankheit. Manche bezeichnen sie als eine chronische, lebenslange Besonderheit des Nervensystems.[5] Das heißt, die starken, pulsierenden, meist einseitigen Schmerzattacken, die – unbehandelt – Stunden und Tage anhalten können, beruhen zunächst auf einer Überempfindlichkeit des Gehirns, bei der im Anfall erst die Blutgefäße, dann die Hirnzellen durch bestimmte Botenstoffe verändert werden und dadurch das starke Schmerzgeschehen auslösen. Man nimmt an, dass es einen sogenannten Migränegenerator gibt, also einen Nervenknotenpunkt, von dem aus diese Botenstoffe das Geschehen in Gang setzen.

Der jeweilige Auslöser dieser Zustände kann sehr unterschiedlich sein: Hormonschwankungen des Körpers, Stress, Unregelmäßigkeiten im Schlaf-Wach-Rhythmus, unregelmäßiges Essen oder Trinken, große Anspannung, aber – merkwürdigerweise – auch ungewohnte Entspannung. Die Patienten wissen meistens, worauf bei ihnen diese so belastenden Attacken einsetzen – mit starkem Schmerz, Übelkeit, Erbrechen, Licht- und Geräuschüberempfindlichkeit. Manche Betroffene erleben vorher eine »Aura«, eine Erregungswelle im Gehirn, die sich oft als Sehstörungen (Augenflimmern, Lichtblitze), Sprechstörung oder Taubheitsgefühl im Mund oder auch an der Hand äußert. Sie dauert meistens zwanzig bis dreißig Minuten und verschwindet, sobald der eigentliche Schmerz einsetzt.

– Da hab ich lieber meine Rückenschmerzen …

Es sind oft sehr interessante Menschen – übrigens: mehr Frauen als Männer –, die unter dieser Krankheit leiden. Der Personalchef einer großen Firma hat einmal geäußert, wenn er könnte, würde er nur Migränepatienten einstellen, auch wenn sie oft fehlen würden. Sie seien außerordentlich gewissenhaft, belastbar und zuverlässig. Und auch die Fachmediziner bestätigen, dass ihr Denken, ihre Kreativität, ihre allgemeine Wahrnehmung der Umgebung intensiver zu sein scheinen.

Dennoch ist immer noch nicht wirklich erforscht, warum jemand an Migräne erkrankt. Die einzige Ursache, die die Medizin heute mit Sicherheit kennt, ist eine genetische Veranlagung. Aber es gibt viele Fälle, bei denen diese familiäre

Vorbelastung nicht nachweisbar ist. Glücklicherweise kann man heute Migräne gut behandeln – und die Häufigkeit der Attacken, vor allem durch die neuesten Medikamente, stark reduzieren. Und bei den meisten Patienten werden die Krankheitstage nach dem fünfzigsten oder fünfundfünfzigsten Lebensjahr ohnehin deutlich seltener.

Der wichtigste Rat für Migränebetroffene heißt zunächst: Strukturierung des Lebens. Regelmäßigkeit im Alltag, lernen, auch mal Nein zu sagen, um nicht überlastet zu werden. Das Führen eines Schmerztagebuchs trägt dazu bei, die Triggersituationen leichter zu erkennen und nach Möglichkeit abzustellen. Im Anfall selbst hilft völlige Ruhe in einem möglichst abgedunkelten Raum.

– Aber es gibt doch Tabletten gegen solche Zustände!
Selbstverständlich gibt es die. Und eine Reihe von Betroffenen berichtet, dass im Anfall normale Schmerzmittel wie *ASS (Aspirin®), Paracetamol* oder *Ibuprofen* gut helfen, vor allem, wenn sie diese gleich zu Beginn der Attacke nehmen. Inzwischen sind auch spezielle andere Medikamente entwickelt worden, die sogenannten *Triptane,* die eigentlich keine Schmerzmittel sind, aber bei Migräne die entzündungsauslösenden Botenstoffe neutralisieren. Auch damit kann man zwar nicht allen, aber doch sehr vielen Patienten helfen.

Zusätzlich bemüht sich die Wissenschaft, Mittel zu finden bzw. neu zu erfinden, die als Vorbeugung genommen werden und die Anzahl der Migränetage verringern könnten. Dabei ist es jetzt gelungen, eine neue Art von Antikörpern zu konstruieren, die speziell gegen die schon erwähnten Botenstoffe wirken, die das ganze Geschehen im Gehirn in Gang setzen. Leider kann man auch damit die Krankheit nicht heilen, aber zumindest die Häufigkeit der Anfälle oft deutlich reduzieren.

Unter gelegentlichen **Spannungskopfschmerzen** leiden weltweit noch mehr Menschen als unter Migräne. Allerdings sind diese Schmerzen im Allgemeinen viel weniger belastend und leichter zu behandeln. Kopfschmerz vom Spannungstyp, wie er medizinisch heißt, äußert sich nicht ein-

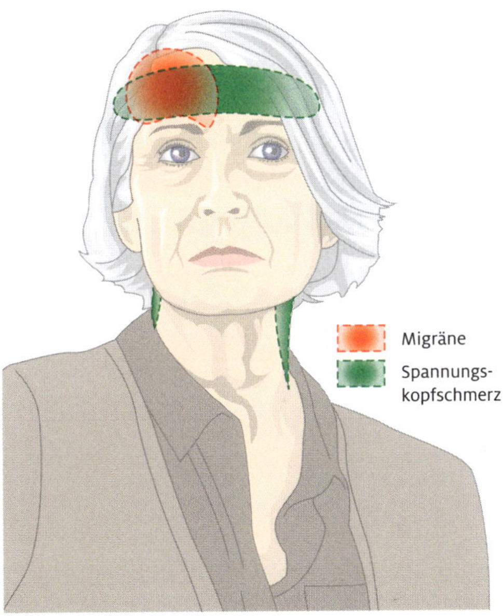

Während der Schmerz bei Migräne fast immer einseitig und pochend ist, wird der Spannungskopfschmerz im ganzen Kopf, oft auch im Nacken, als bohrend, drückend empfunden.

seitig, nicht pulsierend, sondern drückend, ziehend, wie ein Ring, der sich um den ganzen Kopf legt. Die Ursachen sind vielfältig – oft handelt es sich um starke Verspannungen der Nackenmuskulatur, ausgelöst durch Stress, Schlafmangel oder zu wenig Bewegung.

Was hilft, ist zum einen das Einreiben mit zehnprozentigem Pfefferminzöl. Zusätzlich gelten Manualtherapie, Akupunktur und Entspannungstraining als gut wirksame Möglichkeiten. Dabei kann man oft auf Medikamente verzichten. Ein Problem ist, dass auch dieser Schmerz chronisch werden kann, das heißt, dass unser Schmerzgedächtnis ihn nicht mehr loslässt und dass man dann doch regelmäßig zu Tabletten greift. Wenn das an mehr als fünfzehn Tagen im Monat geschieht, dann passiert es oft, dass dieser Spannungskopfschmerz übergeht in den sogenannten **Medikamenten-Übergebrauchs-Kopfschmerz**. Das gilt übrigens ebenso für die chronische Migräne; vor allem auch bei der Einnahme von *Triptanen* an mehr als zehn Tagen des Monats.

Entscheidend ist also nicht die Einzeldosis, sondern die Zahl der Tage pro Monat, an denen Schmerzmedikamente eingenommen werden. Es ist eine Reaktion, die auch die Wissenschaft noch nicht vollständig versteht. Offensichtlich handelt es sich um einen fatalen Lernprozess des Gehirns, eine neurobiologisch paradoxe Schmerzverarbeitung, die sich darin äußert, dass die Schmerzen immer weniger auf die Medikamente reagieren – und diese schließlich auch zu einer Gefahr für andere Organe wie Herz und Nieren werden. Die Therapie besteht im vorübergehenden Absetzen der Akutmedikamente, wodurch die Schmerzintensität sogar zunächst nachlässt. Einige Patienten brauchen aber für den notwendigen Entzug eine kurze stationäre Behandlung, um über diese schwierige, quälende Zeit zu kommen.

Gürtelrose (Herpes Zoster)

Gürtelrose ist eine Viruserkrankung. Sie entsteht durch einen tückischen Erreger, das *Herpes-Zoster-Virus*, mit dem wir Älteren alle schon zu tun hatten. Es ist der Verursacher der *Windpocken*, die man als Kind mit ziemlicher Sicherheit bekam, bevor es (seit 2004) Impfungen dagegen gab. Windpocken gelten als harmlose Kinderkrankheit – ein paar Tage Fieber, Kopf- oder Gliederschmerzen, dann bildet sich ein Ausschlag mit vielen kleinen Bläschen, die aber bald wieder abheilen, ohne Narben oder andere Spuren zu hinterlassen. Das Virus hat es sich jedoch inzwischen im Körper, meistens in Nervenganglien des Rückenmarks gemütlich gemacht. Es bleibt dort, über Jahre und Jahrzehnte unbemerkt, bis das Immunsystem des Gastgebers schwächer wird – sei es wegen Alter oder wegen einer Krankheit. Dann schleichen sich die Erreger aus ihrem Versteck und wandern an einem Nervenstrang entlang, der sich entzündet und stark schmerzt. Danach entstehen darüber in diesem Hautbereich die Blasen und Pusteln. So weit, so unangenehm, vor allem, weil diese Symptome nicht nur an Brust oder Bauch – jeweils halbseitig – auftreten, sondern weil auch das Gesicht und die Augen betroffen sein können. Es gibt glücklicherweise

Anti-Virus-Medikamente, die man möglichst sofort anwenden sollte. Normalerweise klingen die Symptome nach zwei oder drei Wochen wieder ab. Leider aber kommt es bei ungefähr einem Drittel der Patienten danach zu chronischen Nervenschmerzen – zur **Post-Zoster-Neuralgie** –, die schwer zu behandeln sind und die Betroffenen über viele Monate quälen können. Als relativ wirkungsvolle Schmerzmittel haben sich nervenberuhigende sogenannte *Antikonvulsiva** oder die äußerliche Behandlung (Durchblutungsförderung) mit einem Extrakt aus Cayennepfeffer (*Capsaicin-Creme*) bewährt.

Es gibt erfreulicherweise eine gute Impfung gegen Gürtelrose (*Shingrix®*), die mehrere Jahre vor der Krankheit schützt und die Ärzte allen über Fünfzigjährigen und auch allen Patienten mit einem geschwächten Immunsystem sehr empfehlen.

Polyneuropathie

Auch das ist eine Krankheit des Nervensystems, bei der meistens mehrere periphere Nerven – also der Beine oder Arme – betroffen sind (*poly* = viel; *neuro* = Nerven; *pathie* = Krankheit). Die häufigsten Ursachen sind ein schlecht eingestellter Diabetes oder zu viel Alkohol. Auch bestimmte Medikamente, die gegen Krebs eingesetzt werden, oder ein

* Wirkstoffe wie Gabapentin oder Pregabalin

starker Vitaminmangel können solche Nervenstörungen auslösen. Andere Ursachen sind Schädigungen des Rückenmarks, also ein Bandscheibenvorfall oder eine Verengung des Wirbelkanals, wobei häufig auch die Beinnerven betroffen sind. Allerdings findet man bei ungefähr dreißig Prozent der Fälle überhaupt keine Ursache. Die Symptome: ausgeprägte Gefühlsstörungen wie Taubheit, Kribbeln, brennende Schmerzen oder teilweise Lähmungen. Behandeln sollte man nach Möglichkeit die Ursachen – also bessere Diabeteskontrolle, Verzicht auf Alkohol, Ausgleich eines Vitamindefizits. Die üblichen Schmerzmittel helfen meist nicht, aber die schon erwähnten *Antikonvulsiva* und einige *Antidepressiva* beruhigen die Nerven, ohne stärkere Nebenwirkungen auszulösen.

Gelenkschmerzen (Arthrose und Arthritis)

– Meine Mutter hat manchmal ganz üble Schmerzen in ihren Händen, aber auch in den Kniegelenken.

Wie so viele ältere Menschen leidet sie wahrscheinlich an einer *Arthrose* in den Gelenken. Am besten sollte ein Facharzt oder eine Fachärztin zunächst feststellen, ob es sich dabei um eine Alters- bzw. Abnutzungserscheinung handelt oder aber um einen entzündlichen Prozess, also um eine *Arthritis,* womöglich um *entzündliches Rheuma.*

– Was ist der Unterschied?

Sie wissen, dass Gelenke großartige Erfindungen der Natur sind: Die Knochen, die in den Gelenken zueinander bewegt werden, sind jeweils überzogen mit der Knorpelschicht, einem elastischen Polster, das dafür sorgt, dass die harten Knochen weich und reibungsfrei aneinander gleiten können (noch unterstützt von der Gelenkflüssigkeit). Leider sind diese Polster außerordentlich empfindlich. Wenn das Gelenk ausleiert oder dauernd falsch belastet wird, entstehen Schäden an den Knorpeln; sie nützen sich ab, und im schlimmsten Fall reibt dann bei jeder Bewegung Knochen an Knochen – mit den entsprechenden Einschränkungen der Beweglichkeit und Schmerzen. Aber auch allein das Alter kann die Knorpel schrumpfen lassen und deren Elastizität vermindern. Diese Abnützungserscheinungen nennt man **Arthrose.**

Es ist deshalb wichtig, dass man Fehlstellungen – zum Beispiel des Kniegelenks – möglichst früh korrigiert, dass man Übergewicht vermeidet und Sportverletzungen ernst nimmt. Sind Gelenkschäden bereits vorhanden, helfen Physiotherapie, Muskelkräftigung, Akupunktur und notfalls entzündungshemmende Schmerzmittel. Damit lassen sich diese Schäden oft noch lange kompensieren. Bei jüngeren Patienten gibt es manchmal die Möglichkeit, verschlissene Knorpel neu zu züchten: Man entnimmt von den Rändern des Gelenks noch intakte Knorpelzellen, vermehrt die einige Wochen lang im Labor und transplantiert sie dann wieder zurück in das betroffene (meist Knie-)Gelenk. Ist ein Gelenk allerdings so stark zerstört, dass es seine Funktion nicht mehr erfüllen kann, so muss man an einen künstlichen Ersatz, an eine Prothese denken – eine Maßnahme, die heute, vor allem beim Hüftgelenk, Routine geworden ist.

Übrigens: Wenn Ihre Mutter an einer Hand- oder Fingerarthrose leidet, sollte sie sich in der Apotheke ein Schmerzgel besorgen und die Hände häufig damit einreiben. Gut wären auch regelmäßige Bewegungsübungen der Hände mit kleinen Bällen.

Von einer chronischen **Arthritis** sprechen die Ärzte, wenn eine allgemeine entzündliche Krankheit die Gelenke schädigt, zum Beispiel die *rheumatoide Arthritis* – auch als *Gelenkrheuma* bekannt – oder die *Psoriasis-Arthritis*. Das sind Autoimmunkrankheiten, bei denen meist mehrere Gelenke im Inneren von eigenen Zellen angegriffen und immer weiter geschädigt werden.

In diesem Fall muss man, neben der Schmerzbekämpfung, die wild gewordenen eigenen Immunzellen besänftigen. Dafür gibt es inzwischen sehr gute und wirksame Medikamente, nicht nur Kortison.

Ich könnte hier selbstverständlich noch unendlich viele Krankheiten anführen, die mit Schmerzen einhergehen, aber dann müsste ich ein neues Buch schreiben …

Schmerzen unbedingt ernst nehmen und behandeln!

– Sie haben vorher von einem Schmerzgedächtnis gesprochen. Wie entsteht so etwas?
Ja, es klingt verrückt: Die Wunde ist verheilt – aber alles tut immer noch sehr weh. Oder: Mein Unterschenkel musste amputiert werden, aber ich spüre ihn doch noch ganz genau!

– Nennt man das nicht Phantomschmerzen?
Richtig. Die Wissenschaft vermutet, dass es bei länger andauernden starken Schmerzen zu einer ähnlichen Programmierung von Gehirnzellen kommt, wie sie auch bei der Speicherung von normalen Informationen im Langzeitgedächtnis stattfindet (siehe Kapitel 2, ab Seite 25). Die Zellen »lernen« also den Schmerz, und das bedeutet, dass er auch nach Beseitigung der Ursachen bestehen bleibt. Es ist dann schwierig, diese Zellen wieder umzuprogrammieren. Aus diesem Grund ist es so wichtig, akute Schmerzen nicht mit einem »wird schon wieder« abzutun und auszuhalten, sondern möglichst bald zu behandeln. Das gilt vor allem auch für Operationen, bei denen durch die Narkose zwar das Bewusstsein ausgeschaltet wird, zusätzlich aber auch eine ausreichende Schmerztherapie nötig ist, um spätere Langzeitschmerzen zu verhindern. Darüber sollte man unbedingt vorher mit dem Anästhesisten sprechen.

Eine chronische Schmerzkrankheit betrifft den ganzen Körper und auch die Psyche. Die Heilung ist umso wahrscheinlicher, je besser Patient und Therapeuten zusammenarbeiten. Die Kommunikation zwischen Arzt und Patient, die »sprechende Medizin«, ist gerade bei diesem chronischen

Geschehen von großer Bedeutung. Schmerztherapeut, Psychologe, Physiotherapeut, eventuell auch ein Musiktherapeut, ein Akupunkteur (und selbstverständlich die jeweiligen Therapeutinnen) können, je nach Art der Beschwerden, die richtigen Behandlungsprogramme gemeinsam erstellen. Dabei lernen die Patienten zunächst Methoden, wie sie ihre Schmerzgefühle aus der Mitte ihres Bewusstseins verdrängen können und damit weniger belastend erleben. Ziel aber bleibt es, das Schmerzgedächtnis zu löschen.

Wenn Ihnen der Hausarzt keinen ausgebildeten Schmerztherapeuten in Ihrer Nähe nennen kann, können Sie sich eventuell an die Deutsche Schmerzliga wenden, die Ihnen Adressen von Schmerzzentren und -therapeuten vermitteln wird.*

Ein Leben ohne Schmerzen ist gerade auch für ältere Menschen von größter Bedeutung. Sonst besteht die Gefahr von Resignation, Depression und völligem Verlust der Lebensqualität. Wir können froh sein, dass die Medizin in den letzten Jahren sehr viele Möglichkeiten entwickelt hat, auch bei schwierigen Diagnosen Schmerzfreiheit zu erreichen.

---

* Deutsche Schmerzliga e.V., Rüsselsheimer Str. 22, 60326 Frankfurt/Main, Tel. 069/26946400 oder im Internet.

Kapitel 8

So schütze ich Körper und Seele

Ich habe zu meinem Erstaunen, aber auch zu meiner Freude bemerkt, dass »Altern« – gut altern, erfolgreich altern – ein bedeutendes Thema unserer Gesellschaft geworden ist. Das liegt sicher zunächst an der Tatsache unserer längeren Lebenserwartung. Zum anderen aber wohl auch an den Tausenden von Berichten über Menschen in höherem Alter, die wertvolle Beiträge für unsere Gesellschaft leisten. Egal, ob sie länger in ihrem Beruf arbeiten oder sich auf fabelhafte Weise um andere kümmern, ob sie politisch aktiv (siehe USA!) oder als Handwerker, Künstler, Schriftsteller oder Journalisten oft bis in ihr neuntes Lebensjahrzehnt tätig sind. Ihr Beispiel hat, so vermute ich, bei vielen Leuten die Angst vor dem Älterwerden deutlich verringert.

Ich möchte allerdings nicht den Eindruck erwecken, als wüsste ich nicht, dass Älterwerden nicht immer ein reines Vergnügen ist, sondern auch mit Problemen, oft großen Problemen, Einschränkungen, Verlusten und natürlich auch gesundheitlichen Veränderungen einhergehen kann. Umso mehr sollten wir – wir alle – uns bemühen, die Gefährdungen, geistige wie körperliche, die unsere Lebensqualität im Alter am meisten bedrohen, zu erkennen und nach Möglichkeit rechtzeitig zu verhindern. Und dabei alles zu tun, um vor allem unsere wunderbaren Gehirnzellen wach und bei guter Laune zu halten. Worum es geht, sei hier an einigen Beispielen erklärt.

Einsamkeit

Es gibt sowohl in der britischen wie in der japanischen Regierung ein »Ministerium für Einsamkeit«. Auch in Deutschland wurde (in Nordrhein-Westfalen) eine Stabsstelle »Einsamkeit« in der dortigen Staatskanzlei eingerichtet. Das beweist, dass das Problem ein weltweites ist. In Deutschland fühlt sich nach einer repräsentativen Umfrage[6] jeder vierte Erwachsene »sehr einsam«. Dabei betrifft dies in letzter Zeit offenbar nicht nur ältere Menschen, sondern vor allem auch Jugendliche. Aber eigentlich sind Menschen jeden Alters gefährdet. Was bedeutet »Einsamkeit«? Und warum leiden so viele an diesem seelischen Eingeschlossensein, das, nach Einschätzung der Ärzte, ein ernstes soziales und gesundheitliches Risiko darstellt?

Alleine sein, alleine leben ist nicht das Gleiche wie einsam sein. Ich kann alleine leben und viele Freunde oder Angehörige haben, mit denen ich jederzeit Kontakt aufnehmen kann. Einsamkeit hingegen bedeutet: keine wirkliche Kommunikation mit anderen Menschen. Kein selbstverständlicher Griff zum Telefon, wenn mich etwas bedrückt oder wenn ich etwas Positives erlebt habe.

Einsam kann ich auch in einer Klasse mit zwanzig Mitschülern sein oder in einem Büro mit vielen Kolleginnen und Kollegen. Das Typische daran ist, dass ich das Gefühl habe, nicht dazuzugehören, dass meine Gedanken kein Echo mehr haben, dass sie sich deshalb im Kreis drehen wie auf den Schienen einer Spielzeugeisenbahn. Der Mensch ist aber von Natur aus ein soziales Wesen und braucht den realen und emotionalen Austausch mit anderen. Sonst drohen Gefahren für Herz und Kreislauf, für das Immunsystem, für Infektionen, aber auch für die psychische Gesundheit, von der Einschränkung des Denkvermögens bis hin zu Depressionen und Angststörungen.[7] Genauer hat es die englische Ökonomin Noreena Hertz in ihrem fabelhaften Buch ›Das Zeitalter der Einsamkeit‹ beschrieben:[8] »*Wenn Sie einsam sind, haben Sie ein 29 Prozent höheres Risiko für die koronare Herzkrankheit, ein 32 Prozent höheres Schlaganfallrisiko und ein 64 Prozent höheres Risiko für Demenz.*« Sie erzählt dann auch in diesem Buch, wie sie sich um eine Arbeitsstelle bewirbt. Das Vorstellungsgespräch wird nicht von einem Menschen geführt. Stattdessen sitzt sie zu Hause und starrt auf ihren Laptop. Die Antworten werden auf Video aufgenommen. Und ob sie den Job bekommt, wird ebenfalls nicht von einem Menschen bestimmt, sondern von einer Maschine. Und so ähnlich, meint sie, wird in Zukunft ein Großteil der Kommunikation unter Menschen, beziehungsweise eben NICHT unter Menschen aussehen. Erschreckend, oder?

– Aber die Leute sind heutzutage doch alle mit diesen sozialen Medien zugange. Mit – wie heißen sie – TikTok und Facebook und den anderen. Da geht es doch hin und her mit Meinungen und Gedanken …

Das habe ich auch gedacht und das haben diese Medien auch einmal in Aussicht gestellt. Es hat sich aber erwiesen, dass paradoxerweise die häufige Benutzung dieser Medien ein zunehmendes Gefühl von sozialem Ausgeschlossensein bewirkt.[9]

Wenn ich einsam bin, fallen meine Gehirnzellen in eine Art Winterschlaf

Was tun? Sicher ist, dass jemand, der sich eingesteht, einsam zu sein, bereits den ersten Schritt zur Lösung des Problems macht. Hausärzte und -ärztinnen können dann eine wichtige Rolle spielen, indem wenigstens sie eine intensive Kommunikation anbieten – oder die Betroffenen vielleicht zu einer psychotherapeutischen Beratung überweisen. Man kann aber auch, falls man sein Problem erkannt hat, selbst den Kontakt zu anderen Menschen bewusst suchen – zu den Freunden, die man vielleicht vernachlässigt hat, zu Seniorenclubs, zu Vereinen, wie sie in jeder Gemeinde vorhanden sind, bei den Hilfsorganisationen – Tafel, Kinderbetreuung, Tierschutzverein. Wobei die Hilfe für andere oft die beste Reaktion auslöst: das Gefühl, ich werde gebraucht. Und da-

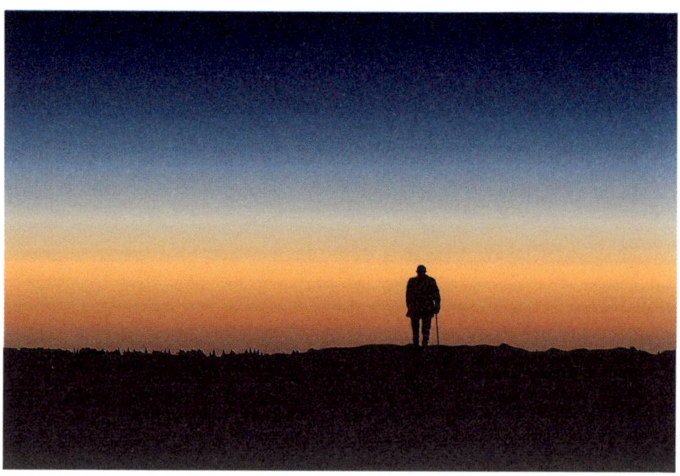

mit bin ich nicht mehr einsam. Die Arbeit in diesen Organisationen bringt uns auch mit jüngeren Menschen zusammen. Das ist ganz wichtig, wenn man sonst keine Beziehung zur Jugend, zum Beispiel über Enkelkinder hat.

Gegen das »Lohnt es sich denn überhaupt noch«-Syndrom

Zusammen mit dem vielleicht etwas langsameren Denken überfällt ältere Menschen oft eine innere Antriebsschwäche, eine Trägheit, die sie daran hindert, das zu tun, was sie als Jüngere selbstverständlich fanden und was sie eigentlich geplant hatten: Verabredungen mit Freunden, Reisen, die tolle neue Ausstellung im Museum anschauen, neue Projekte in Angriff nehmen oder auch nur aus dem Sessel aufstehen und spazieren gehen … Dann ist es gar nicht so leicht, aus diesem Abwehrmodus – »Muss doch nicht sein« – herauszukommen. Mit anderen Worten: Man ist bequem geworden, sieht Probleme, wo gar keine sind – und dieses Fehlen des inneren Antriebs ist ein durchaus gefährlicher Zustand, weil er eine allgemeine Kraftlosigkeit und geistige Ermattung hervorruft, die dann vor allem auch die Gehirnzellen befällt. Man verzeiht sich diese Trägheit meistens mit dem Blick auf das eigene Geburtsdatum – völlig zu Unrecht, denn gerade im Alter muss man die Chancen nützen, Neues zu erfahren und aktiv zu bleiben.

– Sie klingen so, als hätten Sie das auch schon erlebt …
Stimmt. Ich habe aber inzwischen Tricks, um diese Zögerlichkeit zu überwinden.

– Bei uns nennt man das »den inneren Schweinehund besiegen«. Und wie machen Sie das?
Durch eine – wie soll man das nennen? – Autosuggestion: Ich halte mir vor Augen, welches Glück es bedeutet, heute, inmitten einer aufgewühlten Welt, in einem sicheren Land zu leben. Und welches Privileg es ist, auch als nicht mehr junger Mensch geschätzt zu sein und arbeiten zu können. Und wie undankbar es wäre, die Chancen einfach ungenutzt verstreichen zu lassen.

– Das hilft?
Ja, das hilft. Aber so oft gerate ich gar nicht in diese Unentschlossenheitsphase. Und ich bin sicher: Wenn man das Problem einmal erkannt hat, kann man – jeder auf seine Weise – bewusst dagegensteuern.

Kümmere ich mich genug um meine Gesundheit?

»Solange nichts wehtut, brauche ich keinen Arzt.« Dieser von vielen, gerade Älteren, geäußerte Satz stimmt natürlich nicht. Leider sind Hausärztinnen und -ärzte oft zu beschäftigt, um ihre Patienten ausdrücklich zu Vorsorgeuntersuchungen einzubestellen, wie denn bei uns grundsätzlich die Prävention immer noch zu kurz kommt. Umso wichtiger ist es, dass jeder Einzelne wachsam ist, sich aktiv um seinen Körper kümmert und die entsprechenden Untersuchungen von sich aus anregt. Wir haben in diesem Buch schon viel über Gesundheit diskutiert. Dennoch möchte ich Ihnen die Bedeutung von Vorsorge noch einmal sehr eindringlich nahebringen.

Ganz wichtig: regelmäßige Gesundheitsvorsorge!

Dabei geht es um die regelmäßige Prüfung von Blutdruck, Herzaktion und den Zustand der Arterien; um die Untersuchung der Lunge und der Bauchorgane, die man heute mit so wenig belastenden Mitteln wie Ultraschall und Laborwerten gut beurteilen kann. Krebsvorsorge gehört selbstverständlich auch dazu. Ganz wichtig ist auch der regelmäßige Gang zum Zahnarzt für eine gründliche Zahnreinigung.

Neben solchen Routinemaßnahmen wird man natürlich die speziell bei jedem Patienten eventuell schon früher aufgetretenen körperlichen und seelischen Probleme berücksichtigen, behandeln und überwachen.

– Was heißt denn »regelmäßig«?

Da gibt es kein festes Schema. Aber ich denke, Gesundheitschecks sollten selbstverständlich sein. Zunächst zu den von den Krankenkassen vorgeschlagenen – und bezahlten – Terminen, nämlich ab dem Alter von fünfunddreißig alle drei Jahre. Aber natürlich auch in kürzeren Abständen, wenn das die zuständigen Ärzte für richtig erachten. Eine besondere und ganz wichtige Untersuchung ist die Darmspiegelung, bei der man Unregelmäßigkeiten der Schleimhaut und damit die Gefahr von Darmkrebs eben schon im Frühstadium erkennen und beseitigen kann. Die erste dieser Routineuntersuchungen sollte bereits mit fünfundfünfzig Jahren und dann, sofern keine Auffälligkeiten gefunden werden, alle zehn Jahre stattfinden. Wenn allerdings in der Familie Darmkrebs in jüngeren Jahren vorgekommen ist, dann wird man die erste Spiegelung nach Möglichkeit zehn Jahre vor dem Alter durchführen, in dem die Krebserkrankung des Familienangehörigen erkannt wurde.

– *Angenehm ist so eine Darmspiegelung ja nicht …*
Na ja. Unangenehm ist sicher die Notwendigkeit, durch Abführen den Darm schön sauber zu bekommen – sonst sieht der Untersucher ja nichts. Die eigentliche Spiegelung – *Koloskopie* – wird in einem kurzen Dämmerschlaf durchgeführt, davon spüren Sie nichts.

Bei Frauen wird eine jährliche Brustuntersuchung ab dreißig und regelmäßige Mammographien ab fünfzig Jahren empfohlen; bei Männern eine relativ frühe erste Untersuchung auf Prostatakrebs (mit Anfang bis Mitte fünfzig) – weil dann spätere Veränderungen (zum Beispiel im PSA-Test) leichter erkannt und bewertet werden können. Und beim Auftreten von Hautunregelmäßigkeiten sollte ein Hautarzt feststellen, ob Leberflecken und Ähnliches gutartig sind.

Wichtig ist auch die Verhinderung von Osteoporose, der Abnahme der Knochenfestigkeit mit der Gefahr, dass es zu Brüchen oder zu einem Zusammensinken von Wirbeln kommt. Man sollte deshalb durch eine kalziumreiche Ernährung (Joghurt, Käse – vor allem Hartkäse – sowie grüne Gemüse und Obst) sowie kalziumreiches Mineralwasser täglich circa tausend Milligramm Kalzium zu sich nehmen. Zusätzlich brauchen unsere Knochen ausreichend Vitamin D, um das Kalzium einbauen zu können. Besonders im Winter lei-

Kalziumgehalt einiger Lebensmittel

Milchprodukte (pro 100 g)

- Vollmilch oder fettarme Milch 120 mg
- Buttermilch 110 mg
- Joghurt 115 mg

Käse

- Emmentaler 1020 mg
- Parmesan 1300 mg
- Butterkäse/Camembert ca. 700 mg

Gemüse und Obst (pro 100 g)

- Kohlrabi 70 mg
- Broccoli 120 mg
- Grüne Bohnen 57 mg
- Blattspinat 150 mg
- Haselnüsse 150 mg
- Küchenkräuter (Petersilie etc.) ca. 200 mg
- Johannisbeeren 200 mg
- Himbeeren 40 mg
- Orangen 40 mg

Einige Mineralwässer (pro Liter)

- Residenzquelle 567 mg
- San Pellegrino 203 mg
- Frankenbrunnen 267 mg

den viele Leute an Vitamin-D-Mangel. Der Hausarzt sollte dies überprüfen und eventuell entsprechende Tabletten empfehlen.

– Wieso im Winter?

Weil wir Vitamin D bei Sonne oder zumindest Tageslicht selbst in unserer Haut herstellen. Das klappt natürlich nicht so gut, wenn es schneit oder wenn wir einen Wintermantel tragen. Vor allem ist regelmäßige körperliche Aktivität ein ganz wichtiges Mittel gegen Osteoporose.

Es gibt übrigens eine gute, strahlenarme Röntgenuntersuchung des Knochens – die sogenannte DXA-Messung –, die die Knochendichte der Lendenwirbelsäule und des Oberschenkels feststellt. Sie wird vor allem Frauen in der Menopause empfohlen, weil dann die knochenstabilisierende Östrogenproduktion nachlässt. (Falls Ihre Kasse das nicht bezahlt: Die Untersuchung kostet ungefähr vierzig bis fünfzig Euro.) Wenn dabei eine zu geringe Knochendichte festgestellt wird, kann der Arzt rechtzeitig Medikamente zur Stabilisierung verschreiben. Zusätzlich sollte man, wie schon erwähnt, unbedingt die Muskeln trainieren.

Vielleicht noch ein zusätzlicher Tipp: Lassen Sie in Ihrem Badezimmer Haltegriffe anbringen. Das schützt vor den gefürchteten Stürzen. Und bei jedem Gang über eine Treppe: eine Hand ans Geländer! Denn leider gehören Stürze mit den damit oft verbundenen Kopfverletzungen und Hüft- und Oberschenkelfrakturen zu den häufigsten medizinischen Problemen bei älteren Menschen. Und bedeuten dann nicht selten lange Beschwerden oder gar den Anfang vom Ende.

Aber auch andere typische Alterskrankheiten – hohen Blutdruck, Arteriosklerose, Diabetes – kann man durch rechtzeitiges Erkennen verhindern oder zumindest so gut behandeln, dass keine größeren Schäden im Körper entstehen. Deshalb meine ich: nur Mut! Die Lebensqualität im höheren Alter hängt weitgehend davon ab, wie liebevoll Sie im Lauf Ihres Lebens mit Ihrem Körper – und natürlich mit Ihrer Seele! – umgehen.

Und zu spät dafür ist es nie.

Kommen wir noch zu den Impfungen.

– Ich habe mich im Herbst brav gegen Corona und Grippe impfen lassen!

Gut so! Impfungen sind DIE Chance, das Immunsystem so zu trainieren, dass es genügend spezielle Abwehrkräfte hat, um gegen gefährliche und schwer zu behandelnde Krankheiten erfolgreich vorzugehen.

Die Erreger von Covid 19 und der Influenza verändern sich ständig. Dadurch müssen jeweils neue, angepasste Impfstoffe gerade gegen diese Viren hergestellt werden. Das bedeutet, dass die aktuelle Immunisierung jedes Jahr wiederholt werden sollte. Anders ist es mit der Impfung gegen Gürtelrose (die haben wir im vorigen Kapitel bereits erwähnt). Sie soll bis zu zehn Jahre schützen. Besprechen Sie bitte mit Ihren Ärzten auch, ob Ihre Tetanus-Schutzimpfung noch wirksam ist und ob Sie eine Impfung gegen *Pneumokokken* oder gegen das RS-Virus (beides Erreger von Lungenentzündungen) brauchen. Und vor Reisen in südliche oder exotische Länder sollten Sie sich rechtzeitig gegen Hepatitis A und B und die dort eventuell sonst noch grassierenden Infektionen schützen lassen.

– *Was sagen Sie eigentlich zu den sogenannten Impfgegnern?*
Mit denen hatte ich schon in meiner Praxis zu tun. Das waren manchmal sogar sehr sympathische Leute – die aber beinhart Nein sagten, wenn es um den Impfschutz ihrer Kinder ging. Ich habe damals gelernt, dass Diskussionen mit ihnen sinnlos sind, und bedaure alle Menschen, die sich von ihnen beeinflussen lassen.

Zigaretten und Alkohol – muss das sein?

Ich weiß schon, was passiert, wenn ich jetzt sage: Rauchen ist miserabel für die Gesundheit. Es schadet vor allem der Durchblutung von Herz und Gehirn (das gilt übrigens auch für E-Zigaretten). Genauso miserabel ist auch Alkohol in größeren Mengen und andere Drogen sowieso. Dann fällt Ihnen sicher ein Onkel oder ein Nachbar ein, der bis zu seinem neunzigsten Lebensjahr vergnügt gequalmt hat und auch sonst nicht immer ganz nüchtern, aber irgendwie erstaunlich gesund war.

So etwas gibt es natürlich. Aber das gilt bestimmt nicht für jeden, deshalb brauche ich das nicht weiter zu erläutern. Dass es schwierig ist, vom Nikotin loszukommen, weiß auch jeder, weil die entsprechenden Gehirnzellen eine gewisse

Zeit brauchen, bis sie ohne Nikotin wieder normal arbeiten, das heißt, bis Sie wieder normal denken können. Deshalb: viel Glück und hoffentlich eine liebevolle Unterstützung, wenn Sie es dennoch wagen.

Hallo, fremde Welt

Die Welt, unsere Welt verändert sich. Das haben wir früher gar nicht so bemerkt. Aber ab einem gewissen Alter fällt uns auf, dass vieles auf einmal anders geworden ist. Es fängt an bei den Illustrationen in den Zeitungen. Komische, spitzköpfige, haarlose Wesen in merkwürdigen Farben bevölkern die Seiten, wo früher doch erkennbare Figuren abgebildet wurden. In TV-Werbespots wird ein neues Auto nicht mehr präzise und mit Hinweisen auf besondere Details dargestellt, sondern wir sehen fliegende Dinosaurier, die Skyline von New York, wuschelköpfige Models, rasend vorbeiziehende merkwürdige Gegenden – und irgendwann dann einen sekundenkurzen Hinweis, dass das neue Modell der Firma fabelhaft ist. Warum? Wird nicht gesagt. Reagieren die Menschen heute anders als zu »unserer« Zeit? Sind sie tatsächlich aggressiver, weniger optimistisch geworden? An das Internet haben wir uns ja, zu unserem eigenen Vorteil, ziemlich schnell gewöhnt. Jetzt käme es wahrscheinlich darauf an, die künstliche Intelligenz a) zu verstehen, b) einzuordnen, c) womöglich selbst zu nutzen, d) bei Fake-Inhalten zu erkennen. Da sind wir wieder beim »Muss es denn noch sein«-

Syndrom. Die Versuchung ist groß, uns eben NICHT damit zu beschäftigen. Oder die ganze Klimaproblematik: Geht uns das noch etwas an, wenn in zwanzig oder dreißig Jahren der letzte Eisbär über den schmelzenden Gletscher läuft?

– Und? Was meinen Sie?
Natürlich geht uns das alles etwas an! Alle Altersforscher raten uns: neugierig bleiben! Sich mit dem Neuen auseinandersetzen – auch wenn es vielleicht zunächst etwas schwierig erscheint und man sich mühsam im Internet informieren oder Leute suchen muss, die einem das Wichtigste erklären.

Ich würde gerne meinen lieben Hirnzellen zuschauen, wenn sie sich jetzt mit all diesen Dingen beschäftigen müssen. Fluchen sie? Freuen sie sich über die Abwechslung? Wer weiß …

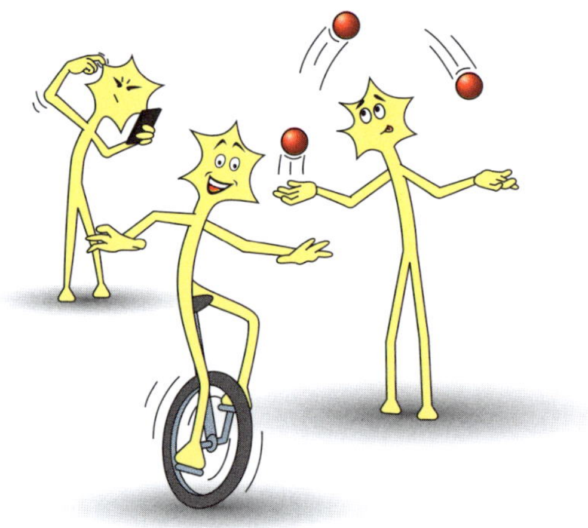

Kapitel 9

Alt werden – ein Abenteuer

Im Jahr 2013 hat ein berühmter Neurowissenschaftler – Henry Markram von der Universität in Lausanne – mit dem Versuch begonnen, das gesamte menschliche Gehirn mit seinen hundert Milliarden Zellen und Billionen Zellverbindungen eins zu eins in einem Computermodell zu simulieren, also in seinem Aufbau und den Funktionen exakt nachzubilden. Das Projekt galt als mutig, erregte als »Human Brain Project« viel Aufsehen und wurde von der Wissenschaftskasse der Europäischen Union zunächst mit 600 Millionen Euro finanziert.

Heute, zehn Jahre später, gilt das Projekt als gescheitert. Zwar konnte man einige Erkenntnisse gewinnen, die zukünftig, zum Beispiel bei Hirnoperationen, hilfreich sein werden, aber niemand konnte auch nur annähernd das menschliche Gehirn nachbauen. Die Vielfalt und die ständigen Veränderungen der Zellen, die Entstehung von Gefühlen, von Gedächtnis, von Bewusstsein – alles Rätsel, die wir nicht lösen können. Ein anderer bekannter Experte, der Neurobiologe Andreas Herz, bezweifelt deshalb, *»dass wir das Gehirn jemals ganz begreifen können«*. Denn: *»Zu komplex sind die Prozesse der weit über hundert Milliarden Nerven- und Gliazellen, die vielfach miteinander kommunizieren.«*[10]

Ich gehöre zu denen, die sich über dieses Scheitern irgendwie freuen. Darüber, dass das Geheimnis, das unsere Persönlichkeit, unser Da-Sein umgibt, nicht einfach nachgebaut und Zelle für Zelle analysiert werden kann. Das menschliche Gehirn – der ganze menschliche Körper – ist eben ein Wunderwerk, auch noch, wenn wir älter werden.

Dass wir älter werden, oft bei guter Gesundheit, verdanken wir – neben den inzwischen besseren Lebensbedingungen – vor allem den großartigen Fortschritten, die die Medizin in den letzten Jahrzehnten gemacht hat. Wenn wir uns erinnern, dass die durchschnittliche Lebenserwartung im Jahr 1900 noch bei siebenundvierzig Jahren lag (!), Kinder, die heute geboren werden, dagegen über achtzig Jahre Lebenszeit vor sich haben, dann ist das ein Beweis für die kreative Kraft in den Köpfen der Wissenschaftler. Und die Chancen sind groß, sagen sie, dass wir in absehbarer Zeit wohl auch Krankheiten wie Alzheimer wirkungsvoll behandeln können.

Positiv denken, dem Älterwerden optimistisch begegnen – das haben wir schon im ersten Kapitel als Voraussetzung für ein erfolgreiches Altern gelernt. Trotzdem bleibt dieses Älterwerden ein Abenteuer. Wie gehen wir mit dem Verlust von geliebten Menschen um? Wie mit der Gewissheit der Begrenztheit unseres Lebens? Was gibt uns die Kraft, trotz mancher Einschränkungen weiter aktiv am Leben teilzunehmen?

– Die meisten Alten sind ja gar nicht mehr richtig »alt«.
Aber viele doch. Ich gebe zu: Das Altern hat sich gewandelt. Vielleicht sollte man gutes Älterwerden eher als »Kunst« bezeichnen.

– Ich habe eine Frage. Was würden Sie Menschen raten, die diese heutige Welt nicht mehr verstehen. Erst die Pandemie, jetzt überall Aggressivität, oft Hass, nur noch verstörende Nachrichten – ist das eine Welt, in der man weiterleben möchte?
Gehören Sie zu diesen Menschen?

– Ich weiß nicht. Vielleicht.
Ich bin nicht sicher, ob es da ein Patentrezept gibt. Wichtig ist, dass Sie Sie selbst bleiben. Dass Sie nicht verlernen, freundlich zu sein – wie denn überhaupt Freundlichkeit, Empathie, Hilfsbereitschaft gegenüber anderen eine positive Wirkung auf die eigene Gesundheit haben, aber auch das eigene Älterwerden so viel zufriedener, vielleicht sogar glücklicher machen. Wichtig ist auch, dass Sie viele Gespräche mit Freunden oder mit der Familie führen. Auch die Natur ist erwiesenermaßen eine Kraftquelle. Deshalb: nichts wie raus und – vielleicht zusammen mit anderen – spazieren gehen. Im Wald oder im Park, durch Wiesen oder an einem Fluss entlang. Es gibt sehr gute wissenschaftliche Beweise für diese Art der Entspannung und Stressbewältigung. Auch das Immunsystem wird dadurch gestärkt und die allgemeine Durchblutung des Körpers gefördert. Ich merke das auch an mir selbst. Schon wenn ich in der Früh mit meinem Hund Paco in den Garten gehe, habe ich das Gefühl, von Freunden umgeben zu sein: die Bäume, die weißen Wolken und neulich der Halbmond, der mir zuzulächeln schien, bevor er für diesen Tag unterging … Entschuldigung, das klingt jetzt furchtbar kitschig.

– Nein, nein – das ist doch schön, wenn man so eine Beziehung zu diesen Dingen hat. Darf ich noch eine Bitte äußern?
Ja, selbstverständlich.

– Könnten Sie noch einmal all das zusammenfassen, was man tun sollte, um so gesund und vergnügt wie möglich alt zu werden?
Gerne. Worauf wir besonders achten müssen, sind:

- **Körperliche Beweglichkeit**
- **Geistige Beweglichkeit**
- **Soziale Kompetenz**

Im Einzelnen heißt das:

- Zunächst ist die innere **positive Einstellung** gegenüber dem Alter von großer Bedeutung. Und wir sollten uns rechtzeitig überlegen, wie wir diesen tollen Abschnitt unseres Lebens sinnvoll gestalten können.
- Unter den Einzelmaßnahmen scheint die **körperliche Aktivität** besonders wichtig zu sein. Je früher man damit beginnt, desto besser. Aber auch mit siebzig und achtzig Jahren sollten wir uns mindestens hundertfünfzig Minuten pro Woche aktiv bewegen. Die Art der Bewegung, ob Fitnessstudio, Yoga, Sport oder Spazierengehen hängt von der persönlichen Fitness und unseren Vorlieben ab. Dabei sollte man auch die bewusste Stärkung der Muskulatur einplanen.
- Die **Ernährung** spielt selbstverständlich eine große Rolle. Empfohlen wird die sogenannte »mediterrane« Küche mit ihrer Vorliebe für Gemüse, Obst, Hülsenfrüchte, Fisch,

Geflügel und Olivenöl. Wobei man auch auf die nötige Menge an Kalzium (täglich circa tausend Milligramm) achten sollte. Möglichst keine Fertigprodukte, also Industrienahrung, so wenig Zucker wie möglich und, klar, nur wenig Alkohol. Außerdem: genügend trinken.

- **Nicht rauchen, keine Drogen** – aber das ist inzwischen als Selbstverständlichkeit bekannt, obwohl sich, leider, leider, immer noch so viele nicht daran halten …
- Wir brauchen **ausreichenden Schlaf,** ideal sind sieben bis acht Stunden. Das sorgt für die Erholung des Körpers und gibt gleichzeitig unseren Gehirnzellen Gelegenheit, die Ereignisse des Tages zu verarbeiten und zu speichern.
- **Lebenslanges Lernen** oder besser: das lebenslange Interesse an der Welt und die Lust, sich mit Neuem zu beschäftigen, Neues zu erleben und zu verstehen. Das ist besonders wichtig, um die Gehirnzellen gerade beim Älterwerden leistungsfähig zu erhalten.
- Nicht vergessen: **Gefühle steuern unseren Körper!** Die Erkenntnisse der Psychoneuroimmunologie beweisen, dass eine positive Lebenseinstellung unser Immunsystem stärkt und hilft, unsere Organe gesund zu erhalten.
- Allerdings: Erfolgreich altern können wir nur, wenn wir weiterhin **am sozialen Leben teilnehmen.** Die Verbindung zur Familie, zum Freundeskreis, zu Menschen, mit denen man diskutieren und sich über den Lauf der Welt unterhalten – und manchmal auch streiten – kann, wird unsere genialen Gehirnzellen aufs Beste beschäftigen und die Gefahr der Einsamkeit verhindern.

Und noch ein wichtiger Punkt:

- Die Bewältigung von **Stress und Ängsten**. Darunter fallen Depressionen, auch die Trauer nach Verlusten, Furcht vor dem Altsein, dem Alleinsein, aber auch vor dem Ende. Wir leben ja in einer Zeit, in der religiöse Gewissheiten, die früher für so viele Menschen ein Trost waren, oft an Bedeutung verloren haben. Stärkere seelische Probleme sollten deshalb unbedingt mit professioneller Hilfe, also mit Psychotherapie behandelt werden. Und was das Sterben betrifft, können wir heute in fast allen Fällen ein sanftes Ende mithilfe der inzwischen hervorragenden Palliativmedizin versprechen. Das Wort »palliativ« kommt vom lateinischen »*pallium*« = Mantel, Umhang, »*palliare*« bedeutet umhüllen, aber auch beschützen. Es geht bei diesem medizinischen Fachgebiet nicht nur um ein sanftes Sterben, sondern vor allem darum, das Leben in den verbleibenden Wochen oder Monaten noch lebenswert zu machen. Das bedeutet einerseits die intensive Linderung von Schmerzen, von Atemnot, Übelkeit oder anderen Beschwerden. Zum anderen aber auch das Eingehen auf die Ängste, auf die seelischen oder sozialen Probleme der Patienten. Es handelt sich also um eine vielfältige, auf die speziellen Bedürfnisse der Schwerkranken abgestimmte Betreuung, an der nicht nur Ärzte und Pfleger, sondern immer auch Psychologen und, wenn nötig, Seelsorger und Sozialarbeiter beteiligt sind. Ob diese Betreuung in der Klinik, in einem Hospiz oder zu Hause stattfindet, kommt auf die jeweiligen Umstände oder Wünsche der Patienten und ihrer Familien an. Wobei die ambulanten Palliativ-

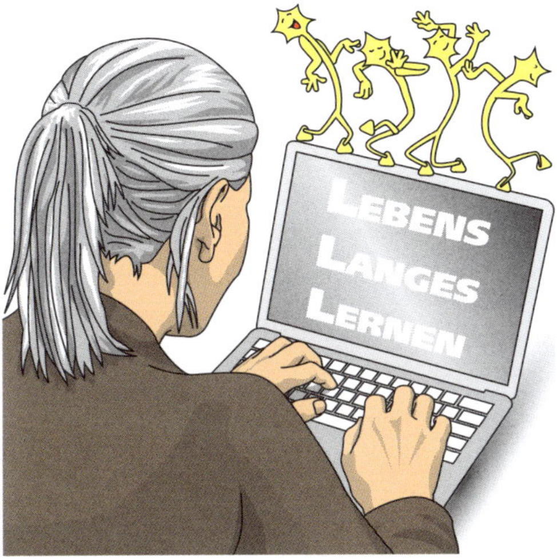

teams eine große Hilfe sind, wenn Angehörige einen Kranken zu Hause pflegen. Man sollte sie rechtzeitig konsultieren, nicht nur in der letzten Lebensphase der Patienten. Dabei nützt es sehr, wenn der oder die Betreffende rechtzeitig eine entsprechende Vorsorgevollmacht verfasst hat.

Trau dich!

So weit also die Empfehlungen der Altersforschung. Ich möchte Sie aber noch nicht Ihrem vergnügten Älterwerden überlassen, ohne noch ein paar persönliche Bemerkungen zu machen.

– Das freut mich. Nur zu.

Meine Mutter sagte zu uns Kindern, meinem Bruder und mir, wenn es um irgendeine neue Aufgabe ging: Traut euch! Seid mutig! Ich habe dieses »Traut euch« wohl irgendwie verinnerlicht, sozusagen als eine Art Lebensmotto, denn es gab in meinem Leben so viele Situationen, in denen ich ganz schön frech, um nicht zu sagen tollkühn gehandelt habe: Die Entscheidung, mitten im Studium eine Pause einzulegen, um – ohne jede Ausbildung – als Schauspielerin zu arbeiten. Dann, später, da war ich schon fertige Ärztin, das Angebot anzunehmen, in den Anfangszeiten der Talkshow ›3 nach 9‹ wieder ohne jede Ausbildung plötzlich als Journalistin Leute zu interviewen …

– Haben Sie da nicht auch einmal den Bundeskanzler Helmut Kohl interviewt?

Stimmt. Und viele andere interessante Menschen. Solche Gespräche haben mir ausgesprochen Spaß gemacht. Dieses »Trau dich« hat mir sicher auch geholfen, als ich, aus Altersgründen (mit achtundsechzig durfte man damals keine Kassenpatienten mehr behandeln), meine Praxis aufgeben musste. Dann fing ich an, als Medizinjournalistin Bücher zu schreiben und, etwas später, im Bayerischen Rundfunk die wöchentliche Livesendung ›Gesundheitsgespräch‹ zu übernehmen, die ich heute, nach über zwei Jahrzehnten, immer noch machen darf.

– Das klingt alles ganz schön abenteuerlich.

Verstehen Sie mich bitte richtig: Ich will hier nicht angeben, sondern einfach Mut machen, auch im etwas fortgeschrittenen Alter Neuanfänge zu wagen. Damit unsere Gehirnzellen möglichst viel zu tun haben und dadurch fit bleiben.

Noch Fragen?

– Sie haben einmal von Ihren Tieren erzählt, die immer wichtig für Sie waren. Wie ist das jetzt?

Als meine liebe kleine Hündin »Bessie« vor ungefähr einem Jahr im hohen Hundealter starb, habe ich beschlossen: Das war es jetzt – kein Hund mehr. Daraufhin gab es eine Art Aufschrei bei Freunden und Familie: DU BRAUCHST WIEDER EINEN HUND!! So kam Paco zu mir – auch ein Welsh Corgi, frech, liebenswürdig, sehr verschmust und mit einer unglaublichen Lust am Herumrennen. Er zwingt mich nicht nur zu längeren – gesunden – Spaziergängen, sondern ist inzwischen wieder eine echte Bereicherung meines Lebens geworden. Und selbstverständlich wird für ihn gesorgt, wenn ich verreise oder eines Tages nicht mehr da bin …

Noch Fragen?

– Nein – aber danke für alles.

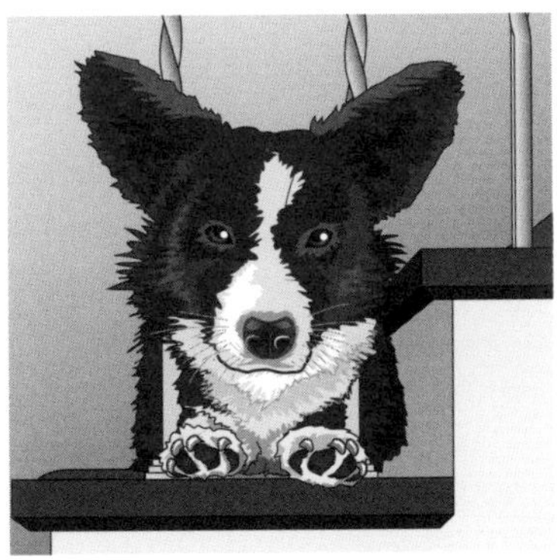

Anhang

Dank

Ein ganz besonderer Dank geht an das Team des Verlags und die freien Mitarbeiterinnen und Mitarbeiter, die mich während der Entstehung dieses Buches so großartig unterstützt haben. Vor allem danke ich Katharina Festner und Henriette Zeltner-Shane – und natürlich Jörg Mair für seine fantasievollen Illustrationen.

Anmerkungen

1 Prof. Dr. Becca Levy: Breaking the Age Code. Penguin Random House UK, 2022.
2 Lawrence Whalley: The Aging Brain. Columbia University Press, 2001.
3 Mehr zum Autor finden Sie auf seiner Website mirko-bonne.de
4 In: Die ZEIT, Nr. 20/2011.
5 P. J. Goadsby u. a.: Migraine – current understanding and treatment, NEJM, 2002; 346, S. 257–270.
6 Quelle: Stiftung Deutsche Depressionshilfe und Suizidprävention.
7 Vgl. Editorial von The Lancet, Vol 402, July 8, 2023.
8 Noreena Hertz: Das Zeitalter der Einsamkeit, HarperCollins, 2021.
9 »Social disconnection« Editorial, vgl. The Lancet, Vol 402, July 8, 2023.
10 In: Süddeutsche Zeitung, 11. Oktober 2023.

Register

Acetylcholin 70
Adipositas 68
Aktivität, körperliche 49, 70, 86, 122, 132
Akupunktur 97, 102, 106
Alkohol 42, 82, 104, 124, 133
Altersforschung 16, 49, 135
Alzheimer 40, 84, 86, 88, 130
Alzheimer-Demenz 17, 65, 84
Amygdala 30
Ängste 12, 19, 75, 88, 96, 134
Angststörungen 115
Antidepressiva 105
Antikonvulsiva 105
Antikörper 87, 100
Antriebslosigkeit 43, 117
Arbeitsgedächtnis *siehe* Kurzzeitgedächtnis
Arterien 81 ff., 119
- Halsarterien 83
- Hirnarterien 81, 84

Arteriosklerose 68, 81 f., 84, 123
Arthritis *siehe* Schmerzen; Gelenkschmerzen
Arthrose *siehe* Schmerzen; Gelenkschmerzen

Bandscheibenvorfall 96 f., 105
Beta-Amyloid-Eiweiß 85
Bewegung 11, 42, 60, 66, 70, 72, 97, 102, 106, 132
Bewusstsein 30, 32 f., 35, 45, 74, 76, 94, 108 f.
Blut 67, 81
Blutdruck 49, 119
- hoher Blutdruck 69, 82 f., 86, 123

Blutgefäße 40, 73, 81, 98
Blut-Hirn-Schranke 82
Blutkörperchen, rote 70
Blutplättchen 82
Body-Mass-Index (BMI) 69
Botenstoffe 36, 98 ff.

Cholesterin 82
Cholinesterasehemmer 87
chronische Schmerzen *siehe* Schmerzen
Cochlea-Implantat 45
Covid 19 123

Darm 120
Darmhormone 71
Darmkrebs 120
Darmspiegelung 120
Demenz 15, 17, 77, 84 f., 87, 89, 115
- vaskuläre 40, 84

Depression 93, 96, 109, 115, 134
Diabetes 49, 68 f., 82, 86, 104, 123
Diät 49, 70
Donanemab 87
Dopamin 70
Drogen 87, 124, 133
Durchblutung 27, 49, 70, 81, 84, 124, 131
Durchblutungsstörung 68, 83
DXA-Messung 122

Einsamkeit 12, 61, 77, 86, 114, 133
Eiweiß 49, 66, 68, 85
Endorphine 94
Erinnerung 32, 34 f.
Ernährung 11, 42, 48 f., 66 ff., 121, 132

Familie 17, 19, 61, 84, 120, 131, 133, 137

Gedächtnis 16, 29, 35, 40 f., 54, 56, 58, 74, 84 f., 87, 129; *siehe auch* Kurzzeitgedächtnis; Langzeitgedächtnis
Gefühle 15, 28, 34 f., 53, 60, 88, 109, 129, 133
Gehirn 11 f., 20, 27, 30 f., 34 f., 39 ff., 43, 47 ff., 53, 55, 58, 61, 68, 70 f., 75, 81 ff., 85, 93 f., 98 f., 101 f., 124, 129
Gehirnjogging 60
Gehirnzellen 17, 28 f., 36, 39, 53, 57 ff., 74, 77, 82, 85, 87, 108, 113, 116 f., 124, 133, 137
Gelenke 49, 65, 68, 70, 72 f., 105 ff.
Gelenkflüssigkeit 73, 106
Gelenkschmerzen *siehe* Schmerzen
Gene 16, 28, 85 f., 99
Gerinnsel 83
Geruchszellen 45
Gleichgewichtssinn 28
Glückshormone 70
Gürtelrose 95, 103 f., 123

Halswirbelsäule 96
Harnblase 30
Haut 71, 93, 122
Hautzellen 15
Heilgymnastik 72, 97
Hepatitis A und B 124
Herpes-Zoster-Virus 103
Herz 31, 65, 68, 70, 81, 83, 97, 102, 115, 124
Herzinfarkt 83
Herz-Kreislauf-Krankheiten 57
Herzschlag 11, 31
Herzschwäche 65
Hirnrinde 30
Hirnzellen 42 f., 47, 54, 70, 76, 85 f., 98, 126
Hormone 68, 70 f.
Hörzellen 45
Hörzentrum 28
Hüftgelenk 73, 107
Human Brain Project 129
Hypothalamus 31, 71

Immunsystem 67, 75, 103 f., 115, 123, 131, 133
Immunzellen 107
Impfungen 103, 123
Infektion 86, 115, 124
Influenza 123
Innenohr 45
Intelligenz 27 f.

Kalzium 67, 121, 133
Kapillargefäße *siehe* Blutgefäße
Kniegelenk 73, 105 f.
Knochen 72 f., 106, 121
Knochendichte 122
Knorpel 73, 106
Knorpelzellen 73, 106
kognitive Verhaltenstherapie 76, 97
Koloskopie *siehe* Darmspiegelung
Kopfschmerzen *siehe* Schmerzen
Körperstoffwechsel 70
Körpertemperatur 27, 31
Körperzellen 27, 75
Krafttraining 44
Kranzgefäß 83
Krebs 49, 57, 68, 104, 120
Kreislauf 73, 115
künstliche Intelligenz 55, 125
Kurzzeitgedächtnis 33, 53

Lähmungen 83, 105
Langzeitgedächtnis 32, 34, 47, 53, 108
Lebenserwartung 113, 130
lebenslanges Lernen 17, 36, 53, 57, 133
Lebensqualität 20, 46, 65, 109, 113, 123
Lecanemab 87
Lendenwirbelsäule 122
Lernen 34, 53, 58
Lunge 70, 97, 119

Magen 71
Makuladegeneration 45
Mammographie 120
Mandelkern *siehe* Amygdala
Manualtherapie 102
Menopause 122
Migräne *siehe* Schmerzen; Kopfschmerzen
Mineralien 49, 67 f.
Moleküle 29, 34
Morphium 94
motorisches Zentrum 28, 30
Müdigkeit 45
Multi-Infarkt-Syndrom 84
Muskeln 28, 30, 44, 48, 65, 70, 93, 96, 122
Muskelschwund 44, 68
Muskelzellen 15, 44
Muskulatur 96, 132
◆ Nackenmuskulatur 102
Muttersprache 34

Nährstoffe 43, 73
Narkose 108
Nerven 11 f., 15, 17, 30 ff., 40, 44, 81, 93, 104 f., 129
◆ Geschmacksnerven 48
◆ Hirnnerven 45
◆ motorische Nerven 31
Nervensystem 98, 104
◆ vegetatives 27
Nervenzellen 15 f., 25, 27, 30, 39 f., 56, 86
Netzhaut 45
Neuralgien 95
Neuronen *siehe* Nervenzellen
Neuroplastizität 39
Neurotransmitter 16, 29, 36
Nieren 97, 102
Nikotin 124 f.

Operation 83, 108
Osteoporose 67, 96, 120, 122

Palliativmedizin 134
Phantomschmerzen *siehe* Schmerzen
Placeboeffekt 94
Plaques 82
Pneumokokken 123
Polyneuropathie *siehe* Schmerzen
positives Denken 18, 20, 46, 132 f.
Post-Zoster-Neuralgie 104
Prostatakrebs 120
Proteine *siehe* Eiweiß
Psyche 20, 108; *siehe auch* Seele
Psychoneuroimmunologie 133
Psychosomatik 20

Rauchen 42, 82, 86, 124
Rheuma *siehe* Schmerzen; Gelenkschmerzen
Rhythmusstörungen 83
Rückenmark 30, 93, 103, 105
Rückenschmerzen *siehe* Schmerzen

Sarkopenie *siehe* Muskelschwund
Sauerstoff 43, 81
Sauerstoffmolekül 70
Schilddrüse 87
Schlaf 42, 66, 72, 74, 133
- REM 74
- Schlafmangel 102
- Schlafmittel 76
- Schlafstörungen 75 ff.
- Tiefschlaf 43, 76

Schlafapnoe-Syndrom 75
Schlafqualität 45
Schlaf-Wach-Rhythmus 99
Schlaganfall 15, 65, 77, 83
Schmerzen 12, 17, 27, 65, 93 ff., 99, 101 f., 105–109, 134
- chronische Schmerzen 93–96, 98, 102, 104, 108
- Gelenkschmerzen 105 ff.
- Kopfschmerzen 98–103
- Phantomschmerzen 108
- Polyneuropathie 104 f.
- Rückenschmerzen 95 ff.

Schmerzgedächtnis 94, 102, 108 f.
Schwerhörigkeit 86
Seele 35, 72, 123; *siehe auch* Psyche
Sehstörungen 83, 99
Sehzentrum 28, 30
Semaglutid 71
Serotonin 70
Sinnesorgane 45
Sinneszellen 31, 45
Spinalkanalstenose 97
Sprachstörung 83
sprechende Medizin 108
Sprechstörung 99
Stoffwechsel 74
Stress 17, 66, 75, 99, 102, 134
Synapsen 29, 35, 40

Taubheitsgefühl 99, 105
Tau-Fibrillen 85
Tirzepatid 71
Transmitterstoffe 70
Traumata 35
Träume 74
Triptane 100, 102
Tumore 98

Übelkeit 99, 134
Übergewicht 49, 68, 71, 97, 106
Ultraschall 83, 119

Venen 81
Verspannungen 96, 102
Virus 103, 123
Vitamine 49, 67 f., 87, 121 f.
Vorhofflimmern 83
Vorsorge 57, 118–121

Windpocken 103
Wirbel 97, 120
Wirbelkanal 97, 105
Wirbelsäule 73, 96

Zellen 16, 20, 25–30, 34 f., 40 f., 44, 53, 56, 61, 70 f., 74, 81, 85 f., 107 f., 129
Zuckerstoffwechsel 71